丛书主编　于康震

动 物 疫 病 防 控 出 版 工 程

马流感

EQUINE
INFLUENZA

U0256162

王晓钧 | 主编

中国农业出版社

图书在版编目（CIP）数据

马流感／王晓钧主编．—北京：中国农业出版社，
2015.10
（动物疫病防控出版工程／于康震主编）
ISBN 978 - 7 - 109 - 21015 - 8

Ⅰ.①马…　Ⅱ.①王…　Ⅲ.①马病-流行性感冒-
防治　Ⅳ.①R858.21

中国版本图书馆 CIP 数据核字（2015）第 242862 号

中国农业出版社出版
（北京市朝阳区麦子店街 18 号楼）
（邮政编码 100125）
策划编辑　邱利伟　黄向阳
责任编辑　肖　邦

北京通州皇家印刷厂印刷　　新华书店北京发行所发行
2015 年 12 月第 1 版　　2015 年 12 月北京第 1 次印刷

开本：710mm×1000mm　1/16　印张：12.5
字数：230 千字
定价：50.00 元
（凡本版图书出现印刷、装订错误，请向出版社发行部调换）

本书编写人员

主　编　王晓钧

编　者　郭　巍　戚　亭　胡　哲

　　　　刘荻萩　张振宇　季　爽

　　　　姚秋成

主　审　相文华

总　序

近年来，我国动物疫病防控工作取得重要成效，动物源性食品安全水平得到明显提升，公共卫生安全保障水平进一步提高。这得益于国家政策的大力支持，得益于广大动物防疫人员的辛勤工作，更得益于我国兽医科技不断进步所提供的强大支撑。

当前，我国正处于加快建设现代养殖业的历史新阶段，人民生活水平的提高，不仅要求我国保持世界最大规模的养殖总量，以满足动物产品供给；还要求我们不断提高养殖业的整体质量效益，不断提高动物产品的安全水平；更要求我们最大限度地减少养殖业给人类带来的疫病风险和环境压力。要解决这些问题，最根本的出路还是要依靠科技进步。

2012 年 5 月，国务院审议通过了《国家中长期动物疫病防治规划（2012—2020 年）》，这是新中国成立以来，国务院发布的第一个指导全国动物疫病防治工作的综合性规划，具有重要的标志性意义。为配合此规划的实施，及时总结、推广我国最新兽医科技创新成果，同时借鉴国外先进的研究成果和防控经验，我们通过顶层设计规划了《动物疫病防控出版工程》，以期通过系列专著出版，及时将研究成果转化和传播到疫病防控一线，全面提高从业人员素质，提高我国动物疫病防控能力和水平。

本出版工程站在我国动物疫病防控全局的高度，力求权威性、科学性、指导性和实用性相兼容，致力于将动物疫病防控成果整体规划实施，重点把国家优先防治和重点防范的动物疫病、人兽共患病和重大外来动物疫病纳入项目中。全套书共 31 分册，其中原创专著 21 部，是根据我国当前动物疫病防控工作的实际需要而规划，每本书的主编都是编委会反复酝酿选定的、有一定行业公认度的、长期在单个疫病研究领域有较高造诣的专家；同时引进世界兽医名著 10 本，以借鉴世界同行的先进技术，弥补我国在某些领域的不足。

　　本套出版工程得到国家出版基金的大力支持。相信这些专著的出版，将会有力地促进我国动物疫病防控水平的提升，推动我国兽医卫生事业的发展，并对兽医人才培养和兽医学科建设起到积极作用。

农业部副部长

前　言

　　人们常说的流行性感冒（简称流感）大多是由 A 型流感病毒引起的。流感在地球上存在的历史很长，从著名的 1918 年世界范围内人流感大流行到近年来的 H5N1 高致病性禽流感、H3N2 流感都给人和动物健康造成了巨大危害。A 型流感病毒有多个亚型，根据其表面蛋白血凝素（H）和神经氨酸酶（N）的不同，目前可以将其分为 18 个 H 亚型和 11 个 N 亚型。人和部分动物可以感染多种亚型的流感病毒。不同亚型流感病毒对宿主有一定的专一性，但某些亚型流感病毒也可发生跨种传播，往往具有较高的致病性并引发较为严重的后果。

　　马流感是危害马匹的一种重要传染病，在世界范围内流行。马流感病毒最早在 1956 年被分离出来。迄今已知能引起马流感的仅限于 H7N7 和 H3N8 两个亚型，而前者已经消失了 30 多年。能感染马的 H3N8 亚型流感病毒具有非常鲜明的特征，和其他流感病毒相比，其具有较为独立的进化分支，目前仅发现这种病毒可以偶尔感染犬。相对于 H5N1 禽流感病毒和 H3N2 人流感病毒而言，马流感病毒与某些其他物种流感病毒虽然可在动物界传播，但往往不能够引起人们的注意，通常称这些病毒为被忽视的流感病毒。然而，这些病毒对特殊的动物群体具有严重的危害性，且在一定条件下，可能发生变异和跨种传播。这种现象对研究流感病毒与宿主相互作用以及病毒进化方面有重要意义。

进入 21 世纪，我国国民经济持续稳定增长，养殖业发展迅速的同时，也面临着各种畜禽传染病的挑战。随着畜牧业的转型，我国马产业复苏，已经成功举办了奥林匹克运动会和亚洲运动会马术项目等国际赛事。与此同时，马兽医水平也得到持续提高。

在于康震先生的倡导和组织下，我们编写了本书，从马流感的病原学、流行病学和预防控制等方面进行了说明和探讨。希望对马业从业者和兽医学师生有所借鉴。

由于时间仓促，作者水平有限，错误和疏漏之处难免，敬请读者批评指正。

编　者
2015 年 4 月

目　录

第一章

概　　述

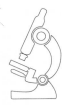

马流感（equine influenza，EI），是马流行性感冒的简称，是由正黏病毒科 A 型流感病毒属马 A 型流感病毒引起的、马属动物之间传播的一种急性暴发性传染病。马流感为高度接触性、呼吸道传染病，马流感发病率高，死亡率低。该病的临床特征为发热、结膜潮红、咳嗽、流浆液性鼻液与孕马流产等。病理学变化主要表现为急性支气管炎、细支气管炎、间质性肺炎和继发性支气管炎等。马流感为世界动物卫生组织（OIE）规定的法定报告的传染病，在我国为三类疫病。

马流感是一种古老的传染病。早在公元 330 年，希腊兽医就有疑似马流感流行的记录，发病马表现为流感病毒常见的临床特征。公元1299 年，西班牙记载疑似马流感病例，病马头部下垂、厌食、脉搏加快。马流感出现流行是在中世纪，但没有确切的历史记载。1872 年北美洲发生马流感大暴发，后被称之为 1872 年大流行。但由于缺乏对马呼吸系统传染病病原学的研究，当时报道的马流感可能包括马传染性鼻肺炎、马病毒性动脉炎、马传染性支气管炎等一类疾病。随着 20 世纪病原学和分子遗传学的发展，科研工作者开始从蛋白质和基因水平了解马流感病毒，找到真正的导致马流感疫情的元凶。1956 年，Sovinova等在布拉格发生马流感疫情的马体内分离到第一株甲型流感病毒，后被称为马甲Ⅰ型，为 H7N7 亚型的流感病毒；1963 年，Waddell 等在美国迈阿密从马体内分离了一株抗原性与马甲Ⅰ型马流感病毒不同的甲型流感病毒，称为马甲Ⅱ型流感病毒，为 H3N8 亚型流感病毒。到目前为止，所有的马流感病毒只限于 H7N7 和 H3N8 两个亚型。20 世纪 60年代，人们开始应用疫苗来预防马流感，由于疫苗的使用，H7N7 亚型马流感病毒被很好地控制；到 70 年代末，有关 H7N7 亚型马流感疫情的报道逐步减少；80 年代以来，在世界范围内再未分离到 H7N7 亚型的马流感病毒。自 1963 年发现第一株 H3N8 亚型的马流感病毒以来，该亚型的马流感病毒就不断发生变异，尽管 H3N8 亚型的马流感病毒疫苗一直被使用，但该亚型的马流感病毒始终没有被很好地控制，过去几十年间在世界范围内流行，甚至免疫的赛马也发生多起流感疫情事件。

　　马流感在我国马群中存在已久，新中国成立前我国就有马流感疫情发生的报道。20 世纪 70 年代，我国马群中暴发了一次大规模的马流感流行，此次马流感大流行首先从新疆开始，然后向南向东传播蔓延，流行范围甚广，是新中国成立后第一次的大流行，先后在青海、甘肃、内蒙古等 17 个省（自治区、直辖市）发生流行。此次疫情由 H7N7 亚型的马流感病毒引起。1989—1990 年，我国北方地区连续发生两次马流感疫情，主要发生在吉林、黑龙江和内蒙古；通过分子流行病学调查研究表明导致引起此次流行的马流感病毒为 H3N8 亚型，其基因组 8 个片段中有 6 个来源于禽类流感病毒。1992—1994 年间，我国西部、西北、华北和西南等地区的马群暴发了马流感；通过分子流行病学调查研究表明，引起此次疫情的马流感病毒为欧洲型的 H3N8 亚型马流感病毒。我国最近一次发生的马流感疫情是在 2007—2009 年，流行始于新疆地区，后来扩散至内蒙古、甘肃、湖北、黑龙江等地区；分子流行病学调查研究表明导致此次疫情由美洲型 H3N8 亚型马流感病毒引起。通过我国的马流感疫情流行史与世界马流感疫情流行史比较研究发现，我国的马流感病毒可能多是从国外传入，因此对马流感疫情的监测和流行病学分析对该病的防控具有重要意义。

　　马属动物对马流感病毒比较易感，幼驹通常表现更高易感性。病毒可以通过飞沫经呼吸道传播，病马康复后可长时间带毒而成为重要的传染源。马流感一般呈暴发流行，传播迅速、流行范围广。尤其是在病毒抗原性发生较大的改变后，由于马群无特异性抵抗力，往往造成严重的后果。如果抗原变异程度不大，免疫马群对病毒存在一定的抵抗力，则在临床上不表现典型的病状，呈缓慢流行趋势，从而增加了诊断和防治的难度。马流感疫情发病率高、死亡率低，马流感虽然致死率低，但会严重影响健康马匹的使役性能和竞技性能，因此马流感是影响现代赛马业最为重要的病毒性传染病之一。2007 年，澳大利亚首次发生马流感疫情，由于担心疫情蔓延，澳大利亚政府随即宣布将全国所有马匹至少隔离3 d，并取消所有赛马比赛，此次疫情导致的直接经济损失达 1 亿美元，间接经济损失可达 10 亿美元。马流感历次疫情对我国的畜牧生产也造成了重大影响，并给如奥运会等重大国际赛事的举行造成了一定威胁。当前我国现代马业正在蓬勃发展，我们要警惕马流感对我国现代养马业造成危害。在马流感的预防与控制方面，要加强马流感血清学和病原学的调查，同时要密切注意世界其他国家马流感疫情的流行、变化规律；积极进行疫苗研发和更新，通过疫苗免疫的综合防治措施来预防和控制马流感的发生。

第二章

病 原 学

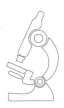

第一节　马流感病毒的分类和命名

马流感病毒属于正黏病毒科 A 型流感病毒属，该属的其他成员还包括 A 型禽流感病毒、猪流感病毒以及人流感病毒。正黏病毒科包括 5 个属成员，分别是 A 型、B 型、C 型流感病毒属，托高土病毒属和鲑传染性贫血病毒属。A 型流感病毒能够感染不同种属的脊椎动物，包括人类、马属动物、猪和禽类等。A 型流感病毒可以根据病毒粒子表面糖蛋白抗原性不同分成不同的亚型。目前，根据病毒粒子表面血凝素（H）的不同可以划分为 H1～H18 18 种不同的亚型；根据病毒粒子表面神经氨酸酶（N）的不同可以划分为 N1～N11 11 种不同的亚型。这些血凝素和神经氨酸酶的特定组合就构成流感病毒的亚型，然而，目前已知的能够感染马的流感病毒仅限于 H7N7 亚型流感病毒和 H3N8 亚型流感病毒，其他亚型的流感病毒并没有在马属动物上发现。

有关马流感病毒的命名和其他甲型（A 型）流感病毒的命名原则基本一致。历史上，根据世界卫生组织（WHO）1971 年推荐的以病毒蛋白为划分依据，马流感病毒为甲型流感病毒，然后再根据病毒表面抗原血凝素（H）和神经氨酸酶（N）的不同划分成不同亚型。马的 H 型有 2 种（Heq1 和 Heq2），马的 N 亚型也有 2 种（Neq1 和 Neq2），马流感病毒可以划分为 2 个亚型，即马甲 I 型和马甲 II 型。后根据 1980 年，WHO 专家小组提出的 A 型流感病毒新的分类和命名方法，将 H 划分为 18 个亚型、N 划分为 11 个亚型，取消了过去使用的马（eq）抗原符号。根据新的世界卫生组织公布的流感病毒命名方法，一株马流感病毒名称中应包括以下基本信息：型别/宿主/分离地点/毒株序号/分离年代/（亚型）。如 A/equine/Qinghai/1/1994（H3N8），这表明这是一株分离自马的 A 型流感病毒，分离地点为中国青海省，毒株序号为 1，分离年代为 1994 年，病毒亚型为 H3N8 亚型。H7N7 亚型流感病毒就是过去的马甲 Ⅰ 型流感病毒，H3N8 亚型流感病毒就是过去的马甲 Ⅱ 型流感病毒。

第二节　形态结构和化学组成

　　马流感病毒粒子呈球形，新分离的流行毒株则多呈丝状，病毒粒子直径在 80～120 nm，丝状病毒粒子长度可达 400 nm。马流感病毒粒子由内向外可以分为核心、基质蛋白、囊膜三部分。马流感病毒粒子核心包含了储存病毒信息的所有遗传物质以及复制这些信息所必需的酶类，马流感病毒的遗传物质是 RNA，为 8 个节段的单股负链 RNA，简写为 ssRNA；ssRNA 与病毒核衣壳蛋白相结合，相互缠绕形成病毒核糖核蛋白体（RNP），以高密度形式存在；除了核糖核蛋白体，病毒核心还有负责 RNA 转录所需的各种酶类。基质蛋白构成了病毒的外围骨架，基质蛋白与病毒最外层的囊膜紧密结合起到保护病毒核心和维系病毒空间结构的作用。马流感病毒囊膜是包围在病毒粒子基质蛋白之外的一层脂质双分子层，其主要成分来自于受感染细胞的细胞膜，病毒粒子囊膜含有两种非常重要的糖蛋白：血凝素和神经氨酸酶。这 2 类蛋白突出于病毒粒子表面，长度 10～40 nm，常被称为刺突。

　　马流感病毒粒子由 68%～70% 的蛋白质、1%～2% 的核糖核酸（RNA）、20%～25% 的脂质和 5%～8% 的糖组成。马流感病毒含有 5 种结构蛋白，即血凝素蛋白、神经氨酸酶、基质蛋白、核蛋白和多聚酶。

第三节　生物学特性和理化特性

　　马流感病毒对外界抵抗力很差，56 ℃以上加热数分钟即可丧失感染力；马流感病毒对紫外线、甲醛、酸溶剂等敏感。由于马流感病毒含有囊膜结构，因此各种脂溶剂、合成去污剂、肥皂和氧化剂均能使马流感病毒灭活；但流感病毒对低温抵抗力较强，含有马流感病毒的鼻腔分泌物在 4 ℃条件下可保存 2 d 以上，并且仍能分离出病毒，在－20 ℃条件以下，流感病毒能够保存数月之久。

　　马流感病毒最易感培养系统是鸡胚，因此常用鸡胚来进行病毒的分离培养。将含有疑似马流感病毒的鼻拭子浸液用抗生素处理之后离心去除沉淀物，滤过后将上清接种于 9～11 日龄鸡胚的羊膜腔和尿囊腔内，35～37 ℃培养 2～4 d，马流感病毒可以在羊水和尿囊液中获得大量增殖，收获羊水和尿囊液即可获得马流感病毒。除了鸡胚外，马流感病毒还可在一些原代细胞，如鸡胚成纤维细胞，和一些传代细胞，如仓鼠肾细胞、猴肾细胞、牛肾细胞以及仓鼠肺传代细胞培养物内增殖，但以鸡胚细胞培养物内的病毒感染效价最高。也有用马肾原代细胞分离马流感病毒的。感染细胞培养物内细胞病变的特征是形成合胞体，细胞肿胀变圆，后来出现核圆缩、脱落，并具有血凝和红细胞吸附特性。

　　国外学者比较了非洲绿猴肾细胞、牛肾细胞、犬肾细胞、猪肾细胞以及来自猪胚肾传代细胞系对马流感病毒迈阿密株和布拉格株的易感性。结果表明，这两株病毒均能在这些细胞系中增殖，并能产生细胞病变，出现细胞变圆、聚集和裂解。马流感病毒经鼻腔感染，可逐渐适应小鼠，盲传数代之后可使小鼠发生肺炎，引起小鼠发生死亡。乳鼠经脑内注射马流感病毒可引起脑炎，仓鼠经鼻接种病毒也能引起感染。

到目前为止，马流感病毒有两种亚型，一种是 H7N7 亚型，另一种是 H3N8 亚型。H3N8 亚型的马流感病毒中有两种不同来源。一种是普遍流行的 H3N8 亚型马流感病毒，是目前导致马发生马流感疫情的主要元凶；这类流感病毒自发现以来不断发生变异，出现许多新的抗原突变株，在进化上成为新的群和分支，导致原有疫苗的保护效果下降。另一种是类禽源马流感病毒。1989 年，中国科研人员从东北地区一次马流感疫情中分离到一株类禽源流感病毒，其内部蛋白基因均与禽类分离株高度相似，这是世界唯一一次报道的禽源马流感病毒，类似毒株再未发现过。在自然条件下，马和其他流感病毒，如人甲型流感病毒的种间不存在交叉感染，也没有交叉保护作用；H3N8 亚型马流感病毒和 H7N7 亚型马流感病毒之间也不能产生交叉免疫；1989 年分离的禽源马流感病毒也不能与其他 H3N8 亚型马流感病毒产生交叉免疫；H3N8 亚型马流感病毒不同群、分支之间存在一定的交叉免疫，但进化程度差异比较大的群和分支之间交叉保护效果相对较差。

自然条件下，马流感病毒通常只能引起马属动物发生感染，无年龄、性别、品种的差异；但近些年来的分子流行病学调查研究表明，H3N8 亚型马流感病毒除了感染马属动物外，还能感染犬类，引起犬的流行。马流感病毒主要通过呼吸道飞沫感染，病马退热后可能较长时间带毒和排毒，成为传染源。马流感可一年四季流行，我国北方地区长以春夏之交发生较多。本病传播迅速，在易感畜群中短期内引起广泛流行，发病率极高，有时出现全群感染。马属动物感染马流感病毒的潜伏期是 1～3 d，然后发热，有时高达 40～41 ℃，出现呼吸加速、精神沉郁、食欲减退、鼻黏膜潮红，发热时伴有干咳或变成湿咳，鼻孔有浆液性卡他性分泌物。马属动物发生马流感疫情的发病率高，甚至达到 100%，但死亡率低，一般为 0.1%～0.4%，不超过 1%。但如果幼驹没有获得母源抗体保护，则可引起致死性感染；如果病畜在感染后继续使役或竞赛，则可能引起严重的并发症，尤其是胃肠炎和肺炎，引起死亡率增高。

第四节　基因组结构和功能

同 A 型流感病毒一致，马流感病毒基因组含有 8 条单股负链 RNA 节段，各个节段的命名按照节段基因序列长度递减的顺序命名。其中节段 1、3、4、5 和 6 分别仅编码一个蛋白，即 PB2、PA、HA、NP 和 NA 蛋白。节段 2 编码聚合酶蛋白亚基 PB1，同时编码一个附属蛋白 PB1 - F2，这是一个长度只有 87 个氨基酸的蛋白质。节段 7 编码马流感病毒基质蛋白 M1，同时通过剪切产生马流感病毒 M2 离子通道蛋白。马流感病毒基因组节段 8 编码一个抗干扰素蛋白 NS1，并且通过 RNA 剪辑产生病毒基因组 RNA 细胞核输出相关的 NEP/NS2 蛋白。马流感病毒基因组两端呈十字发夹结构，与马流感病毒 RNA 聚合酶三聚体结合；基因组其余部分被富含精氨酸的 NP 蛋白包围，NP 蛋白富含带正电荷的氨基酸，能够结合病毒带负电荷的磷酸基团。马流感病毒基因组两端都含有不同长度非结构蛋白区；然而，所有节段的末端序列十分保守。这些互补的末端序列是引发病毒复制和转录的起始区。非结构蛋白区域也包括 mRNA 多腺苷酸化信号区和病毒包装信号区。

一、马流感病毒的生命周期

（一）病毒吸附

马流感病毒识别宿主细胞表面的 N - 乙酰神经氨酸（唾液酸）。唾液酸是含有 9 碳的酸性单糖，经常发现于许多糖蛋白结合物的末端。许多动物种属细胞与细胞表面都有这种分子。唾液酸末端 2 号碳原子能够结合半乳糖的 3 号碳和 6 号碳，形成 $\alpha-2$，3 连接或 $\alpha-2$，6 连接。马流感病毒主要识别 SA2-3 Gal 连接方式，通过对不同年龄马的呼吸道组织的马流感病毒受体分子的鉴定表明，各种不同年龄、性别的马上呼吸道组织受体没有差异，唾液酸残基主要存在于鼻黏膜细胞分泌物中，以 SA2-3 Gal 方式连接，而在鼻和气管上皮层主要是以 SA2-3 Gal 和/或 SA2-6 Gal 方式连接。马流感病毒特异的受体存在马鼻和气管上皮层外表面和一些气管上皮细胞，但马有自身的一些预防机制来抵御马流感病毒吸附：马鼻腔能够分泌黏膜层，特异性灭活马流感病毒；此外，马还能表达其他唾液酸受体来遮掩马流感病毒特异性的受体分子。

（二）病毒入侵

当马流感病毒通过 HA 分子吸附于宿主呼吸道表面的唾液酸受体时，病毒就开始发生内化。内吞体的酸性环境对于流感病毒脱壳非常重要，马流感病毒有两种脱壳方式：一种是低 pH 改变 HA 分子的空间构象，暴露出融合肽介导病毒囊膜和内吞体膜结合，进而在膜表面打开一个洞，马流感病毒 RNP 复合体通过该空洞进入宿主细胞质；另一种方式是核衣壳内的氢离子被马流感病毒粒子经 M2 离子通道不断排出，流感病毒粒子内部酸性环境干扰了内部蛋白之间的相互作用，从而使病毒 RNP 复合物从病毒粒子释放到细胞质内。

（三）病毒 RNA 合成

一旦 RNP 复合体从病毒粒子中释放出来，RNP 复合体就通过病毒的核定位信号蛋白输送到宿主细胞核中，核定位信号能够指导细胞内蛋白运输 RNP 复合物和其他病毒蛋白分子进入宿主细胞核。细胞核是马流感病毒 RNA 合成的场所，同时在此完成马流感病毒的加帽过程和加尾过程。马流感病毒 mRNA 是翻译病毒蛋白的模板，病毒 RNA 节段形成子代病毒基因组。病毒 RNA 依赖的 RNA 聚合酶被运输到细胞核，以负链 RNA 为模板合成 2 套正链 RNA，一套是 mRNA 用于病毒蛋白的合成，一套是病毒基因组 RNA 的互补链，会介导 RNA 聚合酶形成更多拷贝的负链基因组 RNA。宿主细胞 mRNA 通过特定的加尾聚合酶加尾；与宿主细胞 mRNA 不同，马流感病毒 mRNA 多聚尾是由负链病毒基因组 RNA 编码一段长 5～7 个尿嘧啶残基的片段，病毒聚合酶转录出正链，形成一串腺苷酸作为多聚尾。mRNA 加帽过程也是由一种特殊机制完成，PB1 和 PB2 蛋白从宿主前 mRNA 转录产物"偷走"5′加帽引物来起始病毒 mRNA 合成，这个过程叫做"抢帽"。一旦完成加帽和加尾过程，病毒 mRNA 就会被输出细胞核并像正常宿主 mRNA 一样完成翻译过程。马流感病毒基因组节段 RNA 的核输出是由病毒蛋白 M1 和 NEP/NS2 介导的，M1 能够和病毒基因组 RNA 和 NP 蛋白结合，通过携带这两种物质连带 RNP 复合体出核；M1 还能够与核输出蛋白 NEP 结合，后者介导 M1 - RNP 复合体通过核孔蛋白由核输出至细胞质。

（四）病毒蛋白合成

囊膜蛋白 HA、NA 和 M2 在膜旁核糖体由病毒 mRNA 翻译并进入内质网，随后完成折叠过程，被运输至高尔基复合体完成转录后的修饰过程。这三种蛋白都有顶端分选信号，能指导其进入细胞膜完成病毒组装。相比之下，虽然非结构蛋白的翻译和分选过程还不是十分清楚，但是 M1 蛋白在携带 RNP - NEP 复合体与囊膜结构的 HA、NA 和 M2 蛋白结合包装方面起着十分重要的作用。

（五）RNA 包装和病毒组装

除非马流感病毒含有 8 个完整节段的基因组 RNA，否则马流感病毒不会完成感染过程。以前，马流感病毒 RNA 包装被认为是一个完全随机的过程，病毒 RNA 节段随机整合到正在出芽的病毒粒子中，因此只有那些完成完整基因组组装的病毒粒子具有感染性。然而，新的研究表明流感病毒的包装更倾向于一种选择性的过程，所有 RNA 节段上不连续的基因组包装信号指导所有的节段整合到一个主要的病毒粒子中，形成完整的病毒粒子。

（六）病毒出芽和释放

马流感病毒出芽发生在细胞膜，可能首先由脂质双分子层细胞质面的 M1 基质蛋白聚集引发。当出芽完成，HA 棘突仍然在细胞表面将病毒粒子和唾液酸结合，直至病毒粒子通过 NA 蛋白的唾液酸酶活性使其主动释放。机体针对 NA 的抗体，还有神经氨酸酶抑制剂都能抑制流感病毒从感染细胞中释放，因而抑制病毒的复制。

二、核糖核蛋白复合体的结构和功能

马流感病毒的核糖核蛋白复合体（RNP）由一个病毒的基因组 RNA、病毒聚合酶异源三聚体（PB2、PB1 和 PA）和多拷贝的病毒编码的核衣壳蛋白（NP）构成。马流感病毒 RNP 复合体在流感病毒感染周期中发挥重要的作用：当感染时，流感病毒通过网格蛋白介导的内吞进入细胞，病毒粒子经过一系列的生化反应释放出 RNP 复合体，然后 RNP 复合体通过主动运输的方式进入细胞核；在细胞核中，来自感染病毒的 RNP 开始发挥激活模板合成病毒 mRNA 和互补链基因组 RNA 的作用，互补链基因组 RNA 直接介导新生病毒基因组 RNA 的合成，然后新生的互补链 RNA 以及基因组 RNA 都被包装信号包装到 RNP 结构中，而病毒 mRNA 则不会。流感病毒的 M1 和 NEP 蛋白，指导 RNP 复合体出核。在细胞质，RNP 复合体被运输到细胞质膜完成包装过程。

人们已经通过电子显微镜观察到纯化的病毒粒子 RNP 的形态。人们发现 RNP 复合体是棒状结构，直径约 10 nm；纯化的 RNP 复合体能够被分为三类：90～110、60～90 和 30～50 nm。有意思的是，RNP 复合体能够在没有病毒基因组 RNA 的情况下仍然保持完整的结构，这表明 NP 在形成和维持 RNP 结构稳定方面具有重要作用。由于内在结构的柔性，完整 RNP 的高分辨率结构分析比较困难。然而，人们还是得到一些 RNP 蛋白复合体 X 线方面的结构。流感病毒的 NP 蛋白被认为是一个具有多功能的蛋白，它既能与病毒蛋白，如 PB2、PB1 和 PA 相互作用，又能与宿主蛋白，如 RAF - 2p48 和 Tat - SF1 等相互作用。NP 蛋白的一个主要的功能是结合病毒 RNA 以便折叠形成双螺旋的 RNP 结构。目前，A 型流感病毒的晶体结构已经被解析，在没有 RNA 的前提下形成指环结构。虽然 NP 寡聚物大小变化很大，但是所有 NP 蛋白头部和躯干部均呈现新月形状。在这两个区之间是一个深沟，内部富含碱性氨基酸，因此能够起到结合 RNA 的功能。有试验研究表明在深沟区突变几个碱性氨基酸就会造成 A 型流感病毒 NP 蛋白结合 RNA 的能力显著下降。NP 蛋白的寡聚化是通过延伸的尾部-环结构介导的。通过尾部环区氨基酸改变使 NP 蛋白寡聚化消失，能导致 NP 蛋白突变体不能支持病毒基因表达。流感病毒的聚合酶是一个异源三聚体，包括 PB2、PB1 和 PA 蛋白。它们具有多种酶活性和链结合能力，能够完成 mRNA 的戴帽和加尾过程。A 型流感病毒聚合酶 X 线衍射结构包括 25 kD N 端 PA 区具有核酸内切酶活性，用于"抢帽"；55 kD C 末端 PA 区介导 PA - PB1 相互作用。PB2 蛋白具有结合 5′端 mRNA 前体帽子功能、适应宿主和结合细胞内核输入蛋白功能；PB1 是聚合酶最大的亚基，具有聚合酶的催化活性和特异性结合病毒基因组 2 个末端的功能。PB1 N 端能够和 PA 及其 C 端相互结合形成一个三螺旋结构，进一步和 PB2 的 N 末端相互结合。

　　流感病毒 RNP 复合体是流感病毒复制和转录的核心机器。病毒 RNA 复制不需要引物，但是病毒转录起始需要短的 10～13 nt 长，从宿主前 mRNA 窃取带帽 RNA 片段作为引物。流感病毒 RNA 复制和转录的末端处理过程也是不相同的。流感病毒 RNA 转录体在距病毒模板约25 nt 处的 polyU 处提前终止，RNA 聚合酶会开始接连复制多拷贝的 polyU 序列合成 polyA 尾结构。相比之下，当病毒 RNA 聚合酶复制时能够通读 polyU，导致忠实复制整个模板链。流感病毒 RNP 结构的发现使我们对流感病毒复制和转录有了新的认识。流感病毒 RNP 结构主要是通过 NP 蛋白维持。在感染过程中，病毒 mRNA 能够立即检测出来，但是病毒基因组互补链 RNA 只有在病毒蛋白翻译起始后才能检测出来。

在感染初期，从流感病毒粒子中释放的 RNP 复合体主动从细胞质运输到细胞核中。到目前为止，8 个 RNP 复合体是否以一个完整的大囊结构运输到细胞核，或者它们以分别各自的 RNP 复合体运输还不是十分清楚。PA 蛋白 N 端含有核定位信号序列，PB1 N 端区也有一个核定位信号区，但是研究表明共表达 PA 和 PB1 能够促进 PB1 蛋白入核；PB2 蛋白也有核定位信号序列；NP 蛋白有 2 个核定位信号序列。虽然 RNP 复合体各自蛋白都有核定位信号序列，但 NP 是 RNP 入核主要的贡献者。因为流感病毒在宿主细胞膜发生组装，与亲本 RNP 入核不同，新合成的 RNP 需要出核。RNP 复合体没有核输出信号，流感病毒另外 2 个蛋白 M1 和 NEP 蛋白参与流感病毒 RNP 输出过程，M1 蛋白的 C 末端能够和 RNP 相互作用，M1 结合的 RNP 能够帮助 RNP 遮蔽核定位信号，同时 M1 能够直接与含有核输出信号的 NEP 蛋白相互作用。RNP－M1－NEP 复合体能够被机体染色体区稳定蛋白 Crm1 识别，从而介导 RNP 出核。

三、血凝素蛋白结构和功能

流感病毒入侵和感染宿主细胞的第一步是通过 HA 蛋白结合到宿主细胞的唾液酸受体。马流感病毒 HA 蛋白是 Ⅰ 型跨膜糖蛋白。HA0 编码的蛋白质主要由疏水性氨基酸组成的信号肽、HA1 和 HA2 三部分组成。信号肽的重要功能是负责蛋白的转运，但随后在成熟的过程中

HA 信号肽会被切割掉。HA0 会被宿主蛋白酶裂解成 HA1 和 HA2。HA1 组成 HA 多聚体头部，HA2 N 端含有 HA 蛋白融合肽，HA2 C 端含有 HA 蛋白的非极性跨膜区，主要由疏水性氨基酸组成。HA 在病毒粒子表面以三聚体的形式存在，分为头部和茎部，球状的头部含有受体结合位点以及抗原表位，血凝素头部主要由 HA1 组成，含有 8 个 β 折叠；茎部主要由 HA2 及部分 HA1 构成，含有 5 个 β 折叠，与病毒囊膜连接；三聚体头部和茎部之间和各单体之间通过氢键和范德华力维持。HA1 含有病毒粒子大部分糖分子，形成病毒的棘突；HA2 的 N 端含有疏水性的融合肽，中间形成 HA 胞外域的茎部。HA2 的 C 端含有疏水性氨基酸，是 HA 的穿膜部分，使 HA 插入病毒表面的双层类脂中，并且能使病毒囊膜和细胞膜之间形成一个通道，使二者融合以便病毒核酸能够进入宿主细胞。非极性跨膜区具有固定 NA 和作为信号肽的双重功能，HA 头部的顶端是 NA 酶的催化中心，作用是能够水解细胞表面的特异性糖蛋白末端的 N-乙酰基神经氨酸，避免病毒粒子聚集，以便释放病毒，对病毒完成生命周期的释放过程有着十分重要的影响，并且由于 NA 对周围 HA 的切割能力有作用，因此一定程度上导致病毒致病力不同。

四、神经氨酸酶结构和功能

马流感病毒的神经氨酸酶（NA）肽链长 470 个氨基酸，NA 蛋白的三维结构包括以下几个功能域：胞质区、跨膜区、头部和茎部。在流感病毒粒子表面，NA 形成蘑菇形状的同源四聚体。NA 单体的分子质量约 60kD，四聚体分子质量约 240kD，一个病毒粒子约含有 50 个四聚体，四聚体能够在病毒粒子表面成簇存在，N8 亚型的流感病毒 NA 的三维结构已经被解析。据报道，未结晶的 NA 分子存在 α 螺旋结构，因此能够判定只有多肽链发生折叠才能形成酶分子的头区，NA 分子的头部包含一个很大的区域，它由 6 个相同的反平行 β 折叠组装成螺旋桨形状。连接基序之间的环结构对于酶活性的发挥具有十分重要的意义。环结构是 NA 分子最易发生改变的区域，它们长度易变，并且二级结构也容易发生变化。

NA 蛋白多肽没有转录后切割，N 端胞质区由短的 6 个氨基酸（MNPNQK）构成，这个结构在所有的 A 型流感病毒都是保守的，然而它的功能还不是十分清楚。突变胞质尾巴的流感病毒出芽减少并且形态发生改变，与这 6 短肽的作用模式还不是十分清楚。紧接短的胞质序列的是流感病毒的跨膜区，该区形成跨膜螺旋结构。跨膜区序列有一个组合的信号多肽（具锚定功能）用于指导 NA 穿过内质网，并使它留在膜上。在跨膜区和球状头部区之间的是茎部，其氨基酸序列长度变化很大，功能了解得也不是十分清楚。茎部和跨膜区含有半胱氨酸，这些半胱氨酸可能通过二硫键形成二聚体来维持四聚体的形态。NA 茎部含有潜在的 N 糖基化，数量从一到数个不等；没有信息表明这些标准的 Asn－X－Ser/Thr 位点是不是被糖基化；NA 茎部大约有 50 个氨基酸。应用生物信息学软件并没有预测出任何螺旋或卷曲螺旋结构，但是全长茎部序列有大约 $50\%\beta$ 折叠；通过比较全长和缺失茎部区也表明其含有延伸或折叠的结构。在病毒囊膜 NA 全长超过 HA 2 nm，而缺失茎部的突变体减少 2.5 nm，这使唾液酸结合位点和 HA 结合位点处于相同或紧邻其下水平。通过 HA 与唾液酸结合的特异性和亲和力试验表明，HA 结合唾液酸高度取决于糖的构象和延伸程度。

Hist 等首次观察到流感病毒 NA 的受体破坏活性；Gottschalk 等鉴定出裂解产物为 N－乙酰神经氨酸和唾液酸，因此确定神经氨酸酶的酶活性；Laver 等研究表明 NA 和 HA 酶活性存在于不同的蛋白。NA 蛋白是由相同亚基构成的四聚体，尽管晶体结构下各亚基的酶活性位点彼此之间各自独立，但单体形式的 NA 没有酶活性。一个抗药物突变体 E119G 的 NA 酶活性很低，这是由于四聚体解离而形成没有活性的单体分子。E119－R156 之间的盐键连接会使 R156 分子侧链既干扰 NA 酶活性位点，又不利于四聚体的形成。然而，这不能解释为什么野生型酶只有形成四聚体时才有活性。使用构象特异的单克隆抗体来追踪 NA 折叠途径暗示 NA 螺旋结构的第 5β 折叠股除非在四聚体情况下不能形成其正确的空间结构，因为它不是通过二硫键稳定自身构象。昆虫细胞表达的 NA 单体或二聚体不能形成四聚体，而四聚体部分也不能解离。它们对糖苷酶的易感性也是不同的，因为四聚体含有很多的甘露糖结构，而单体或二聚体仅含有复合聚糖，这表明四聚化只发生在一些甘露糖结构没有被修饰的情况下，但这又不能解释为什么只有四聚体有活性。后来研究表明，四聚体形式的 NA 分子有很多氢键连接网，其他形式的 NA 单体分子却没有这样的结构。NA 酶活性发挥与其构象的存在密切相关。NA 作用于唾液酸连接在下一个糖的 α 异头物，释放自由的唾液酸。流感病毒 NA 的作用方式还不是十分清楚，有关酶反应动力学还没有太多研究，大多数 NA 和病毒有关或不完全纯化 NA 蛋白的工作已经完成，通过不同研究报告比较 NA 催化参数研究有很大差异。不幸的是，当蛋白质被结晶用于结构研究时，蛋白质的酶活性既没有测定，也没有报道，这就留下了许多疑问，如钙离子结合位点对于活性是否重要。

　　由于针对 NA 的抗体不能阻断病毒吸附细胞，因此传统认为 NA 不具有中和功能，这就使人们认为 NA 不是一个重要的抗原。在病毒粒子表面，NA 的含量的确比 HA 少，因此 HA 会激发机体产生更强的抗体反应；但是通过应用针对 NA 抗体选择抗原突变株研究表明，针对 NA 的抗体能够抑制病毒感染，也能在动物模型中保护动物抵御致死性的流感病毒攻击。越来越多的证据表明，流感疫苗种含有 NA 抗原成分能够给机体提供额外的保护，并能产生一些交叉保护反应。

　　即使流感病毒没有 NA 活性，流感病毒仍然能够完成完整的感染过程、产生子代病毒，但是只能维持原有规模的聚集，不能够传播给新的宿主细胞起始下一轮感染。因此就没有病毒的增殖，也不会再发生感染事件。NA 被认为是一个受体破坏酶，但许多研究人员发现一些流感病毒不能够从凝集的红细胞中洗脱，这表明 HA 的特异性与 HA 活性不匹配。NA 活性抑制的许多突变株功能位点位于 HA 蛋白，而不是 NA 蛋白。

总之，流感病毒 NA 活性对于流感病毒感染是至关重要的，针对流感病毒 NA 晶体结构设计的药物能够成功用于流感病毒的治疗，流感病毒 NA 抑制剂不是能够治愈疾病的神奇药物，但的确能够减少病程和感染程度。

五、M1 蛋白结构和功能

流感病毒 M1 蛋白是病毒结构蛋白中含量比较丰富的蛋白，在病毒生命周期中具有十分重要的结构和生物学方面功能。M1 蛋白是一个膜相关蛋白，能够利用多种蛋白-脂相互作用以及蛋白-蛋白相互作用，在病毒囊膜形成严格的基质层。在一个完整的病毒粒子中，M1 蛋白在电镜下观察是有规律排列的晶格结构，大小为 4.0 nm×4.0 nm×6.0 nm，稠密地填充在病毒膜上。最近研究表明，真实的流感病毒粒子 M1 蛋白形成有序的螺旋层、紧靠病毒囊膜，M1 和周围囊膜的相互结合决定病毒粒子的形态。因此，M1 蛋白的严格矩阵层维持完整流感病毒粒子的完整性和形态。并且，作为内骨架，M1 提供 HA 融合的基础和锚定位点。M1 蛋白由 252 个氨基酸构成，分子质量大小约为 28kD。到目前为止，M1 全长的晶体结构还没有被解析出来，整个蛋白还没有更高分辨率的模型存在。

如果 HA 能够起始病毒出芽，那么 M1 可能既介导限制 HA 出芽，又介导招募病毒蛋白来完成出芽。M1 包括 3 个 α 螺旋功能域，彼此之间通过短的连接序列，中间区域介导寡聚化和与 RNP 复合体连接。M1 被认为与 HA 和 NA 的胞质尾交联，可能介导整合进入出芽的病毒粒子中。然而，参与这一功能的区域还没有被鉴定出来，可能跨越整个蛋白。通过对 HA 和 NA 胞质尾的突变分析表明胞质尾结合介导 M1 招募进入形成的病毒粒子中。有意思的是，HA、NA 胞质尾突变的病毒粒子形态发生很大改变，M1 的含量和 RNP 复合体整合都明显减少。在病毒粒子中，M1、细胞质膜和 NP 蛋白共同作用形成 RNP 复合体。通过低温电子断层扫描术能够看到，M1 蛋白在病毒囊膜下形成一层螺旋网，内含排列规整的孔洞，可能用于 HA 和 NA 胞质尾插入或者与其相互作用。因此，M1 结合的减少可能会损害 RNP 招募和改变病毒粒子结构。M1 蛋白变异的毒株可能形成丝状病毒粒子。研究表明流感病毒球状病毒粒子和丝状病毒粒子 M1 蛋白螺旋转角的距离是不一样的，这进一步表明 M1 蛋白的结构决定病毒形成丝状或球状病毒粒子的能力。值得注意的是细胞内的 M1 是可溶的、单体形式。M1 结合 HA 和 NA 胞质尾区域能够使 M1 和脂筏膜相互作用，触发构象改变，使得 M1 在病毒出芽位点多聚化。因此，M1 在出芽位点多聚化可能是丝状病毒粒子延伸产生的机制。

有意思的是，研究表明 M1 能够介导丝状 VLP 单个蛋白出芽。M1 蛋白介导 VLP 出芽的能力取决于病毒表达系统，但不能通过转染的方式获得。这表明 M1 介导 VLP 出芽的能力取决于一种未知蛋白的表达。研究表明如果膜相关的 M1 被诱导产生的话，M1 就能介导 VLP 出芽。此外，RNA 结合 M1 对 M1 介导出芽是否有影响现在还不是十分清楚。通过冷冻电子显微镜研究表明病毒 RNP 能够定位于丝状病毒粒子的一端。假设 RNP 能够结合 M1，反过来又与脂筏上的 HA 和 NA 相互作用，导致激发病毒粒子出芽，或者引起 M1 多聚化，最终导致出芽的病毒粒子延长。然而，NP 在出芽过程中的作用还没有研究。由于 M1 的螺旋结构以及能够结合细胞膜，M1 能够改变膜曲度和引起膜出芽。在病毒出芽过程中，M1 和 HA/NA 胞质尾区相互作用使得 M1 招募进入膜结构，M1 改变膜曲度，结合 HA 介导病毒出芽，并增加病毒出芽的效率。

六、M2 蛋白结构和功能

流感病毒 M2 蛋白形成四聚体质子通道，对病毒生命周期非常重要。当病毒通过内吞进入细胞后，M2 离子通道打开，导致内含体 pH 下降，使质子流进入病毒，引发病毒 RNA 从基质蛋白中解离，病毒和内涵体膜发生融合，这一系列事件使病毒 RNA 进入宿主细胞质进行复制。在病毒复制的后期阶段，M2 蛋白维持高尔基外侧网络的高 pH 环境，从而阻止 HA 蛋白过早发生构象改变，因为流感病毒在高 pH 环境下 HA 容易诱导融合。流感病毒 M2 蛋白含有一个短的 N 末端胞质区，一个跨膜区和一个 C 末端胞质尾区。M2 是最小的离子通道蛋白之一，因此也是用于阐明离子通道结构和功能的极佳体系。大量的突变试验、电生理学试验、沉降平衡试验被用于鉴定 M2 的功能和稳定性。M2 质子通道同时也是金刚烷胺家族药物的靶目标，这是目前应用的经典的抗流感病毒药物之一。近年来，人们致力于 M2 质子电导和抑制的结构基础方面的研究。

自从发现 M2 蛋白可作为质子通道以来，体内和体外 M2 质子电导都已经有很多研究。M2 功能性试验的金标准是活病毒在受感染细胞复制，然后使用光滑爪蟾卵母细胞全细胞电导数据的银标准进行判断。野生型 M2 蛋白在低于 pH6.2 下激活，并且其电流对金刚烷胺敏感。在体外脂质体试验中，一些额外因素，如膜蛋白的朝向、脂质体的大小和缓冲能力、其他单价离子（钠离子和钾离子）的流动，都能影响被测量的电导。最可靠的脂质体试验采用胞内的 pH 敏感染色来测定质子流，得到全长 M2 蛋白在 DMPC/DMPS 囊泡内 pH5.7、18 ℃情况下 2.7×10^{-18} A 的单个通道电流，这些数值和卵母细胞结果非常吻合。其他一些脂质体试验由于不同的试验设计和蛋白构建使得结果差异很大。然而，普遍共识认为 M2 蛋白单通道电导率从数十到数百阿西不等（阿是国际单位制词头，代表 10^{-18}），表明在中酸性条件下每秒从数十至数百质子低运输率。这种低电流被认为是低生理质子浓度的结果。通常认为 M2 蛋白选择性运输质子而不是钠离子和钾离子。外部低 pH 环境下增加的质子电流是由于激活了离子通道，而不仅仅是质量作用，因为增加的外部 pH 阻止了酸化细胞的外部电流。M2 蛋白的活性位点是 His37，是在相关 pH 范围内跨膜区唯一能够被质子化的残基。将 His37 突变成 Gly 或 Glu 能导致离子通道不再受 pH 调节。流感病毒 M2 His37 和 Trp41 是 M2 蛋白最保守的残基，对于离子通道功能十分必要。His37 质子化对于离子通道的激活和选择十分必要。M2 离子通道对外部 pH 特别敏感，无论内部 pH 如何，低 pH 会激活离子通道，而高 pH 会关闭离子通道。

七、NS1 蛋白结构和功能

马流感病毒的 NS1 蛋白不是病毒粒子的结构成分，但 NS1 蛋白在感染细胞中的表达水平很高。NS1 蛋白由病毒基因组节段 8 编码产生，同时该 RNA 通过剪接产生核输出蛋白 mRNA（NEP 或过去叫作 NS2）。两者 mRNA 在 5′端共享 56 个核苷酸，所以 NS1 和 NEP 在 N 末端有 10 个相同的氨基酸。但是在感染细胞中，稳定期剪接的 NEP mRNA 水平仅仅是未剪接 NS1 mRNA 水平的 10% 左右。病毒 NS1 蛋白本身会调控 mRNA 的剪接，可能导致蛋白水平的自我调控。H7N7 亚型的马甲Ⅰ型流感病毒 NS1 蛋白为 230 个氨基酸，而马甲Ⅱ型流感病毒 NS1 蛋白为 219 个氨基酸或 230 个氨基酸，分子质量大小约为 26 kD。

NS1 蛋白可以分为 2 个明显不同的功能域：N 末端的 RNA 结合域，在体外可以低亲和力结合一些特异序列的 RNA；C 末端的效应区域，主要介导和宿主蛋白之间相互作用，但也有稳定 RNA 结合域的功能。全长 NS1 蛋白很有可能以同源二聚体的形式存在，RNA 结合域和效应域都与多聚化有关。RNA 结合域单独是一个对称的同源二聚体，每个单体由 3 个 α 螺旋构成；二聚体对于结合双链 RNA 至关重要，化学计算的二聚体和双链 RNA 的比例是 1∶1。每个 NS1 单体相同的螺旋通过在深裂口的任何一边形成反平行结构与 dsRNA 结合。反平行结构由保守的碱性和疏水性氨基酸构成，与双链 RNA 聚磷酸酯骨架互补结合。NS1 蛋白或通过直接，或通过提高复合体稳定性与之相互作用。

晶体学研究表明 NS1 C 末端效应域能够独立形成同源二聚体，每个单体由 7 个 β 折叠股和 3 个 α 螺旋构成。在每个单体，β 折叠股形成扭曲的、月牙形状的，围绕长的处于中心 α 螺旋的反平行 β 层结构。目前，NS1 蛋白 C 末端约 25 个氨基酸的结构还没有解析，该区参与许多病毒特异性的功能。据推测 NS1 蛋白这一延伸区本身是杂乱的，因此只有通过结合适当配体才采用一些有序的结构。对于许多 NS1 蛋白 C 末端长度的不同，这样内在杂乱结构是十分必要的。NS1 蛋白效应区域精细的二聚体组装还没有完全解析，这是因为人们提出两种不同的二聚体构象方式：链-链方式和螺旋-螺旋方式，参与两种二聚体界面的氨基酸似乎都十分保守。

有关 NS1 蛋白胞内定位方式的研究有很多。在受感染细胞，NS1 蛋白的分布可能取决于一些因素，包括不同毒株、NS1 表达水平、细胞弧顶程序、细胞株选择、细胞极性与感染后时间等。无论如何，在病毒感染的细胞中，NS1 蛋白主要位于细胞核，但也有一部分位于胞质中，尤其是在感染后期。NS1 蛋白含有核定位信号序列，介导 NS1 蛋白通过结合核转运蛋白主动进入细胞核。因此，NS1 蛋白进入细胞核是极其迅速的。NS1 蛋白在细胞质定位也受一些机制调控。新合成的 NS1 蛋白有可能通过与细胞成分或病毒成分结合来掩盖核定位信号序列而存在于细胞质中；或者，潜在的核输出信号指导 NS1 蛋白出核；此外，还有可能存在核输入信号和核输出信号的竞争，只有当核输入信号本身被细胞核 NS1 结合配体遮蔽后，核输出信号才开始占据主导优势。虽然其内在的分子机制还有待进一步研究，但特异的细胞因子在决定 NS1 蛋白细胞内定位方面起着十分重要的作用。

NS1 蛋白在调控节段 8 的剪接方面具有十分重要的作用。如上所述，流感病毒节段 8 包含 2 个蛋白：通过全长 mRNA 转录出 NS1 蛋白和通过剪接的 mRNA 产生的 NEP 蛋白。虽然节段 8 前体 mRNA 能够形成剪接体，但是随后催化过程被 NS1 蛋白抑制，这种抑制需要 NS1 N 末端区域参与。NS1 蛋白能够通过 NS1 RNA 结合位点的激活特异性下调核输出功能。研究发现，一个新的细胞 NS1 结合蛋白，NS1－BP，可能参与这一过程，该蛋白被认为通常参与细胞 mRNA 的剪接。在流感病毒感染时，胞质内的 NS1－BP 蛋白会重新分布到细胞核，并与 NS1 共定位。相似的免疫荧光试验表明 NS1 表达能够引起受感染细胞内细胞剪接因子重新分布于细胞核。

NS1 蛋白能按时序调节病毒 RNA 的合成。流感病毒节段 8 温度敏感突变株所有病毒 RNA 合成减少，但 mRNA 或互补 RNA 的总量不受影响。NS1 蛋白在感染过程中对于控制病毒 RNA 复制具有十分重要的作用。NS1 蛋白能够增加流感病毒 mRNA 的翻译起始，但不影响非病毒 mRNA 的翻译。研究表明，病毒 mRNA 5′UTR 序列对这些选择性翻译至关重要。

NS1 蛋白是流感病毒对抗宿主天然免疫的重要蛋白。宿主天然的干扰素反应是机体抗病毒的重要机制，能限制病毒的复制和传播。Ⅰ型干扰素，如 α 干扰素和 β 干扰素，是可溶性细胞因子，在病毒感染时能够由宿主细胞合成和分泌。虽然 NS1 蛋白主要功能是对抗宿主天然免疫反应，但是 NS1 蛋白抗宿主天然免疫的机制及靶分子差异很大。NS1 蛋白对于颉颃Ⅰ型干扰素反应十分必要。NS1 蛋白能够抑制 β 干扰素的产生，参与 β 干扰素转录后限制。NS1 蛋白还能限制细胞质内 2 种重要的抗病毒蛋白，2′－5′寡腺苷酸合成酶（OAS）和双链依赖的丝氨酸/苏氨酸蛋白激酶 R（PKR）的活性。RNA 干扰是 RNA 介导的下调某些基因表达的细胞基质。流感病毒 NS1 蛋白能够颉颃宿主细胞 RNA 干扰旁路。

八、PB1－F2 蛋白结构和功能

马流感病毒 PB1－F2 蛋白由 PB1 基因＋1 开放阅读框编码，并且不是在 PB1 编码区序列。1973 年以前分离的 H7N7 亚型马流感病毒所有的分离株 PB1－F2 蛋白有 34 氨基酸，而 1974—1977 年分离的 H7N7

亚型马流感病毒 PB1－F2 蛋白为 90 氨基酸；对于 H3N8 亚型马流感病毒，除了日本 1971 年分离的两株马流感病毒为 57 氨基酸外，1997 年前分离的 H3N8 亚型马流感病毒都为全长 90 氨基酸，而 1997 年之后分离的 H3N8 亚型马流感病毒均为 81 氨基酸。H7N7 亚型马流感病毒以 1973 年为界可以分成两群。H3N8 亚型马流感病毒 PB1－F2 蛋白根据遗传演化关系可以分为：Miami/63 分支、Fontainebleau/79 分支、Kentucky/81 分支、Kentucky/86 分支、欧洲分支和美洲分支。美洲分支进一步可以分为 Kentucky/90 分支、Florida－1 分支、Florida－2 分支和中国分支。

有关马流感病毒 PB1－F2 功能方面的研究还比较少，但人流感病毒 PB1－F2 蛋白有很多研究报道。一些流感病毒的 PB1－F2 基因位于线粒体，并且能够诱导细胞凋亡。PB1－F2 基因在感染后 2 h 开始翻译，5 h 后达到高峰。PB1－F2 基因主要定位于感染细胞的线粒体，但在细胞质和细胞核中也有发现。PB1－F2 蛋白在线粒体定位，与细胞器形态改变以及线粒体膜电位丢失有关。在病毒感染的单核细胞，PB1-F2 介导的线粒体膜去极化能够导致细胞色素 C 释放和起始内在的细胞凋亡通路。有关合成的 PB1－F2 多肽体外数据表明它能够形成 PB1－F2 分子的寡聚化，并能在脂质双分子层产生大小不同的孔洞，从而作为非选择性的离子通道。通过对 PB1－F2 分子结构特征研究表明，PB1－F2 分子在存在有机溶剂的情况下能够形成延伸的 α 螺旋结构。高分辨率的 NMR 数据分析表明 PB1－F2 蛋白由 N 末端两个短螺旋构成，这两个短螺旋通过一个柔软的铰链区连接到延伸的 C 末端螺旋区。主要的寡聚化区域就定位于 C 末端螺旋区。PB1－F2 蛋白能够完成从无序状态到 α 螺旋，到膜结构的 β 折叠发生转换。此外，在感染的细胞中还能观察到由 PB1－F2 分子构成的淀粉蛋白样纤维聚集。研究表明，瞬时表达 PB1－F2 能够使 293T 细胞对肿瘤坏死因子和 DNA 损伤敏感。并且，人肺上皮细胞 A549 转染 PB1－F2 构建体后对细胞死亡更敏感。PB1－F2 能够直接诱导线粒体膜的透化和增强细胞凋亡。

通过对 293T 细胞和 Hela 细胞研究数据表明 PB1－F2 可诱导细胞膜透化，然后发生细胞色素 C 释放。PB1－F2 诱导的细胞膜透化在进一步感染鼠线粒体中出现。

PB1－F2 蛋白是流感病毒的毒力因子，能够启动继发细菌感染。研究表明将含有 PB1－F2 基因的流感病毒感染小鼠后能够加剧小鼠继发感染肺炎链球菌，而 PB1－F2 基因突变株则不能。此外，应用肺炎链球菌攻毒试验表明感染 PB1－F2 基因表达的病毒，然后进行细菌感染，能够观察到严重的肺脏损伤变化、增强的炎症细胞聚集、超高细胞因子血症和菌血症。这些试验结果进一步通过应用 PB1－F2 C 末端多肽经鼻腔接种小鼠，然后进行细菌感染证实。这些数据表明 PB1－F2 蛋白的免疫刺激能力定位于该区。总之，这些研究使我们更加深入了解了流感病毒的致病机理，因为继发细菌性肺炎是严重的、威胁生命的并发症。

PB1－F2 蛋白和 PB1 蛋白相互作用，并受到磷酸化调节。研究表明缺失 PB1－F2 蛋白的流感病毒聚合酶能力显著降低，因此有人假设 PB1－F2 蛋白影响流感病毒核衣壳蛋白复合体。通过不同的研究数据表明这种作用是通过 PB1－F2 和 PB1 相互作用介导的。PB1－F2 功能似乎是通过蛋白激酶 C 介导的翻译后磷酸化调控。在体外单核细胞上的研究数据表明应用 PB1－F2 磷酸化位点突变的流感病毒感染会导致病毒毒价下降和诱导凋亡的能力降低。然而，这些氨基酸位点在不同分支之间也不是十分保守。

自从流感病毒 PB1－F2 被发现以来，有很多的研究工作表明该蛋白有很多方面的功能，如诱导细胞凋亡，继发炎症反应和调节病毒聚合酶活性。然而，流感病毒 PB1－F2 在病毒演化、复制和致病机理方面的作用仍然不是十分清楚，还有待进一步研究。

九、NEP 蛋白结构和功能

流感病毒节段 8 除了编码 NS1 蛋白外，还从剪接体中编码 121 氨基酸长的多肽。起先，人们认为这个多肽在病毒粒子中没有功能，于是命名为非结构蛋白 2（NS2）。随后，人们注意到病毒粒子中存在一定比例的 NS2 蛋白，它有可能与病毒的基质蛋白 M1 相互作用。后来，NS2 蛋白被证实能够介导病毒核蛋白复合体从宿主细胞核输出，保证病毒基因组在细胞周围包装到子代病毒粒子中，这使得人们将 NS2 蛋白重新命名为核输出蛋白（NEP）。近些年来，人们认为 NEP 在流感病毒复制周期中可能有更多的生物学功能。除了介导病毒核蛋白复合体出核外，NEP 蛋白还通过与细胞 ATP 酶相互作用介导病毒出芽过程。并且，研究证实 NEP 具有调控病毒 RNA 种类的功能，导致在病毒复制早期从病毒转录向有利于病毒基因组 RNP 复合体产生方向转换。因此，NEP 在流感病毒复制过程中似乎执行不同的生物学功能。

根据对蛋白酶的敏感性不同，NEP 可以分为对蛋白酶敏感的 N 末端和对蛋白酶耐受的 C 末端，这一部分的晶体结构已经被解析出来。虽然 N 末端的晶体结构还未被解析，但是有证据表明流感病毒的核输出信号定位于 N 端 12～21 位氨基酸。核定位信号被认为与细胞核输出蛋白 Crm1 相互作用，核定位信号 5 个重要的疏水残基中的 3 个是蛋氨酸而不是标准的亮氨酸，这一点十分罕见。虽然其确切的生物学功能尚不清楚，但是 NEP 在流感病毒复制过程中会磷酸化。除了磷酸化，NEP 还被鉴定出是体外 SUMO 化的底物。然而，在病毒复制过程中 NEP 是否发生 SUMO 化还不得而知。NEP C 端含有 2 个 α 螺旋结构，两者之间通过短的螺旋内转角连接。这 2 个 α 螺旋长度基本一致，互相影响，形成几乎完整的反平行发夹结构。发夹结构会导致 C 末端区含有两种特性，相对应的两个外表面分别含有亲水性和疏水性的功能基团。虽然 N 末端是否与 C 末端 α 螺旋结构相互作用，但据推测 N 末端能够有效包埋 C 末端发夹结构的疏水性表面。

在流感病毒感染过程中，将新合成的病毒 RNP 复合体整合到新生的病毒粒子中取决于病毒 RNP 复合体从宿主细胞核输出程度。而病毒 RNP 复合体从细胞核输出主要取决于细胞质核转运蛋白 Crm1，它和它的协同因子 RanGTP 识别结构保守的疏水性 NEP。应用 Crm1 抑制剂莱普霉素 B 处理流感病毒感染的细胞会导致病毒 RNP 在细胞核内滞留。此外，应用针对 NEP 的抗体来处理流感病毒感染的细胞同样会阻止病毒 RNP 复合体输出。这些试验表明 NEP 对于子代病毒的产生是十分必要的，NEP 是介导病毒 RNP 核输出的重要因子。NEP 功能和 HIV-1 Rev 作为病毒复合体和 Crm1 输出机制的接头作用十分相似。在病毒 RNP 复合体核输出模型中，Crm1 通过结合 RanGTP 识别 NEP N 末端的核定位信号。NEP C 末端发夹结构反过来和病毒基质蛋白 M1 的 N 末端和定位信号相互作用，M1 蛋白通过 C 末端与 NP 相互作用，从而结合整个 RNP 复合体。

　　除了被广泛研究的核输出功能外，NEP 在流感病毒复制过程中还有其他方面的生物学功能。NEP 在调控流感病毒 mRNA、互补链 RNA、基因组 RNA 丰度方面具有十分重要的作用。NEP 会在病毒 RNA 基因组复制过程中发挥重要作用，NEP 突变会导致病毒形成短的亚基因组 RNA 类型。研究表明，NEP 除了能够抑制病毒基因组复制和转录，低浓度的 NEP 能够刺激流感病毒基因组 RNA 和互补链 RNA 的合成。在感染细胞，NEP 对于决定病毒 mRNA 和互补链 RNA 比例方面具有十分重要的作用。此外，NEP 调控蛋白不需要病毒 M1 蛋白的表达，也不需要 NEP 核定位信号区的功能，这表明 NEP 的调控功能区功能发挥不是通过病毒 RNP 复合体的核输出通路完成的；NEP 调控作用需要 NEP C 末端螺旋结构。总之，目前的对 NEP 蛋白功能研究表明 NEP 可能是病毒聚合酶从感染早期转录向通过上调互补链 RNP 合成来增加病毒基因组 RNP 转变。

　　总之，流感病毒 NEP 是 Crm1 介导流感病毒 RNP 复合体出核的一个接头分子。此外，最近研究表明 NEP 能够控制病毒感染细胞中病毒 RNA 的种类。虽然其确切的生物学机制不是很清楚，但是它可能是调控病毒转录和复制的一个关键因子。

第五节 EIV 的变异进化

马流感病毒为 RNA 病毒，众所周知，当病毒在增殖的过程中，由于 RNA 聚合酶保真性的问题，马流感病毒在形成子代病毒基因组过程中会出错，产生所谓的突变。由于 RNA 病毒没有采用有效的校正机制，因此 RNA 病毒复制的突变率明显要比 DNA 病毒高。RNA 病毒在复制的过程中会出现许多病毒的群体，在感染中形成准种，然而，这其中也有许多病毒不能够传播，这种现象被称为传播瓶颈。

如果随机突变对病毒的适应性或者逃避宿主天然免疫方面有一些选择性优势的话，那么这种突变就会在子代病毒中固定下来。这些行为在许多 RNA 病毒家族如流感、口蹄疫等病毒中都被很好证实。遗传物质渐进性随机突变的积累叫做遗传漂移，遗传漂移可能导致病毒蛋白的氨基酸序列发生改变，也可能不导致病毒蛋白质氨基酸序列发生变化。如果编码氨基酸的遗传密码发生改变，导致病毒抗原特性发生改变，这种现象叫做抗原转变。有许多因素决定抗原突变株的选择，在一些群体中不同的抗原突变株可能共同存在，而在有些群体中新发的抗原突变株会替代早期的病毒，这一过程就是通常所说的病毒演化。了解它的机制和预测它的发展趋势对于控制马流感病毒具有十分重要的现实意义。由于核苷酸剪切和重组事件有可能导致遗传其抗原性发生改变，以流感病毒感染举例，分节段的基因组发生的重要的时间是当两种不同的病毒混合感染同一个细胞时，基因组片段就有可能发生重组。这是一种产生新型流感病毒的一种十分重要的机制，这在人流感、猪流感和禽流感中都有发现。通过流感病毒表面糖蛋白单一重配形成新的流感病毒的过程叫作抗原漂移，这种现象在 BT 病毒中也有所报道。虽然这里没有谈到病毒毒力，但值得注意的是流感病毒表面糖蛋白通过重配从一个病毒的内部基因骨架到另一个病毒能够显著提高流感病毒的致病性。

影响变异株选择的关键因素包括病毒本身、机体免疫反应和畜群大小和结构。例如，感染性强的马流感病毒更有选择优势，这是因为这样的病毒更容易发生传播。抗原位点发生改变的马流感病毒，尤其是那些决定病毒-宿主细胞吸附的位点，可能更有利于病毒避免机体中和抗体的作用，导致潜伏感染。对于免疫不是终身存在，病毒和畜群密切、频繁接触，动物暴露于相关病毒重复感染，这种免疫选择突变株的现象就尤为重要。突变株病毒的选择和竞争也受畜群结构和大小的影响，感染流感病毒的不同种属很好解释这一现象。人流感病毒的演化被广泛研究，在亚群内，一种病毒株在世界范围内大量地替代另一种病毒株，因为病毒在特定免疫群体复制需要逃避宿主的免疫反应。虽然马属动物相对比较低的畜群密度和相对比较低的感染发生，马流感没有这么强的作用，但在马流感病毒上仍然能够观察到这种现象。此外，不同种属也可能有少许混合，这也增加了在不同选择压力下共同存在的不同马流感病毒发生演化。通过比较，在独立的环境内感染猪的流感病毒和感染家禽的流感病毒通常依赖于育种和养殖结构上迅速引入和持续存在幼小免疫空白的畜禽。感染很难发生因为畜禽在很年轻的阶段就被屠宰。在这些空白畜群和缺乏特定免疫的大龄动物中维持感染不能够给免疫选择提供相同的免疫压力，并且缺乏养殖场之间的混合会使得流感病毒形成不同的亚系。以猪流感为例，当猪群中不同流感病毒抗原特性差异很大时，就表明不是由于免疫压力驱动病毒演化。因此，流感病毒抗原性的变异不仅仅是取决于流感病毒的变异和它们传播给宿主的能力，而且取决于病毒感染时机体免疫环境、畜群大小和结构。

1956 年，人们首次分离到 H7N7 亚型马流感病毒，该原型毒命名为 A/马 1/Prague/56。在随后 7 年时间里，人们又美国佛罗里达州分离到 H3N8 亚型马流感病毒，这个病毒命名为 A/马 2/Miami/63。这 2种流感病毒都是当时马流感疫情主要流行株，并且在 20 世纪 60 年代中期开始使用马流感疫苗。早起的疫苗包括 H7N7 亚型和 H3N8 亚型马流感病毒原型株，通过鸡胚增殖、灭活和辅以佐剂制成灭活疫苗使用。由于早期疫苗接种后马体反应性很强，早期疫苗并没有广泛被接受，但随后通过改良佐剂类型，人们开始使用马流感疫苗用于控制疫情，尤其是表演类马匹，如赛马。通过良好的免疫，H7N7亚型的马流感病毒被很好地控制住，甚至已经净化；然而，H3N8亚型马流感病毒却一直存在。人们做了大量的科学研究试图找到导致疫苗免疫失败的疫苗免疫效力和抗原变异方面的原因。

众所周知，马流感病毒是分8个节段的单股负链RNA病毒，病毒基因组8个节段分别编码病毒粒子结构蛋白和参与病毒复制所需的各种非结构蛋白。血凝素蛋白和神经氨酸酶蛋白是流感病毒重要的2个结构蛋白，决定其遗传和抗原变异特性，对于疫苗的免疫保护具有十分重要的作用。在这两个蛋白中，HA蛋白尤其重要，因为它介导病毒吸附宿主细胞核诱导机体产生针对HA蛋白的中和抗体。马流感病毒HA蛋白变异（抗原漂移）对于马流感病毒避免机体免疫反应和灭活疫苗产生的特异性免疫反应具有十分重要的意义。NA蛋白参与马流感病毒从细胞内排出和在细胞间扩散感染，虽然人们知道NA蛋白也易于变异，但是人们很少知道NA蛋白抗原漂移对疫苗保护效果的影响。同其他动物流感病毒一样，马流感病毒2个亚型都发生遗传和抗原变异。由于马流感病毒HA蛋白对病毒的中和和免疫保护具有十分重要的意义，HA蛋白的遗传演化已经有很多研究。由于H3N8亚型马流感病毒从20世纪60年代起成为主要流行毒株，并且不断有报道该型的马流感疫苗经常发生免疫失败事件，因此H3N8亚型马流感病毒格外引起人们的关注。人们主要通过血凝抑制试验，利用马流感病毒天然能够凝集红细胞和马流感病毒抗体能够抑制这种凝集来研究马流感病毒HA蛋白的抗原特性。许多马流感病毒抗原性分析依赖于使用雪貂抗血清，因为这种实验动物易于感染流感病毒，病毒能够产生株特异性抗体来区分马流感病毒不同毒株。1983年，Hinshaw等通过比较H3N8亚型马流感病毒原型株迈阿密/63株发现1979—1981年间分离的流感病毒有比较大的抗原漂移；然而，他们也认识到，根据雪貂抗凝血做 HI 试验进行抗原性分析，其中一些病毒的抗原性仍然和 Miami/63 株十分相似。根据这些试验数据，他们推荐新的马流感疫苗成分中应该更新一些新的流行毒株。随后根据世界范围内大量马流感病毒 HA 基因的遗传变异分析表明，马甲 II 型马流感病毒向单一亚系进行进化。然而，抗原性分析表明氨基酸序列的相应变化使病毒既和原型的马甲 II 型流感病毒相似，又出现许多不同的特性。值得注意的是，马流感病毒这种遗传进化模式同人流感病毒进化十分相似，据认为这种方式是由于免疫压力的影响。如年龄比较大的动物存在针对过去流感病毒的免疫力。这些研究表明不但是抗原漂移的程度，如 HA 蛋白氨基酸发生改变的数目，而且是它们的环境都十分重要，因为遗传特征不同的病毒仍然能够通过 HI 试验发生反应。当然，并不是所有的科研人员完全赞同抗原漂移影响疫苗保护效果的结论。Burrows 等人检测原型毒株迈阿密/63 株和其他新变异株抗原性不同对疫苗的免疫效果并没有太大影响，因为使用马流感病毒原型毒株免疫马产生的抗血清能够和后来分离的马流感病毒高度交叉反应。许多国家定期报道马流感病毒的遗传和抗原变异情况。然而，美国和英国的 OIE 马流感参考实验室联合调查发现，1963—1994 年，由于从单一亚系演化，遗传和抗原特性不同的马流感病毒可以共同流行。然而，这些亚系病毒并不是地理位置上的严格分离，在 20 世纪 90 年代，美洲系的马流感病毒在欧洲发现，这表明流感病毒可能通过赛马比赛或运输从美国带到欧洲。过去，美国马流感疫苗生产商只含有美国的流行毒株，而欧洲的马流感疫苗生产商只含有欧洲的流行毒株。因此，当免疫欧洲系流感病毒的马暴露于来自美洲系流感病毒时需要依赖不同系之间的交叉抗体发生保护，反之亦然。H3N8 马流感病毒 2 个亚系仍然在演化，通过序列聚类可以将同一分支内的马流感病毒进一步分成更多的簇，其中有些呈现地理分布，如美洲系中的南美分支。

马流感病毒抗原漂移能够影响疫苗的保护效果。过去数年来，经常有报道马甲 II 型马流感疫苗免疫效果不佳，但这常常归咎于疫苗质量问题、疫苗免疫程序不当等。英国分别在 1976 年和 1979 年发生免疫马匹感染马流感病毒，但是这些被感染的马感染后抗体水平很低，甚至没有。因此，在这个阶段并没有可靠证据表明抗原漂移是引起免疫失败的外在因素。1989 年英国发生一次比较大的马甲 II 型马流感大流行，第一个病例是在常规免疫的军马，并且在感染前检测含有高水平抗体。虽然当时免疫良好的马感染十分缓和，但是马流感病毒很快在畜群间传播开来，这表明即使在没有严重临床症状的情况下，机体排毒量也很大。由于引入马体流感病毒攻毒模型来评价疫苗的保护效果和确定抗原成分和抗体水平与疫苗保护效果水平，这使得后来疫苗的保护效果有很大的提高。结果通过鉴定 HA 抗原含量、疫苗免疫后攻毒产生的血清学反应和免疫保护反应试验表明，欧洲当时使用的许多马流感疫苗对相似毒株作用类似。根据马流感病毒的遗传变异和抗原变异、演化和现场观察，抗原漂移可能对疫苗效果下降起十分重要的作用。Miami/63、Fontainebleau/79、Kentucky/81 和 Suffolk/89 是不同时期的流感病毒，通过对含有同样 HA 抗原成分各自病毒的灭活疫苗分别对 10 匹马进行 2 次免疫注射，然后用异源毒 Sussex/89 进行攻毒，免疫保护反应用血清抗体试验、病毒分离和攻毒后临床表现综合判定。交叉免疫保护试验表明不同时间分离的马流感病毒制成的灭活疫苗在减少马流感病毒引发的典型临床症状发热和咳嗽方面都有一致临床保护效果。相比之下，疫苗保护马体免受感染和抑制攻毒后排毒与攻毒毒株和疫苗毒株的抗原性十分相关，Miami/63 株疫苗组免疫马的排毒数量明显高于 Suffolk/89 株疫苗免疫组免疫马的排毒数量。导致疫苗免疫效果差异的原因不能归咎于疫苗成分的差异，因为这些疫苗在攻毒前都产生相似的抗体水平。另外，Sussex/89 疫苗免疫组 SRH 抗体水平也要高于 Miami/63 疫苗免疫组抗体水平。这些研究表明应用雪貂抗体进行 HI 试验检测不同马流感病毒毒株抗原性差异对于免疫动物的免疫效果具有十分关键的作用，尤其是在检测病毒感染和排毒方面。然而，也有证据表明，当疫苗成分中含有的病毒毒株与流行毒株不完全一致时，这样的疫苗对流行毒株也有一定程度的临床保护，这就会遮掩感染，同时允许一定数量的病毒排出。这些数据表明如果想要控制整个马群中的流感病毒，那么选用流行毒株制成的疫苗十分关键，这样可以最大限度降低病毒排出。这些发现也提出新的问题，就是地理分布上的变异株及其对疫苗株选择的影响。当今美国、欧洲和世界上主要的纯血马养殖中心使用的绝大多数疫苗都是由跨国公司本土生产的，还有一些疫苗是由本土生产的，如南美洲、日本、东欧和印度。因此，有必要研究一下这些地理位置上不同的抗原变异株抗原性是否有差异，对疫苗的保护效果是否有影响。竞赛马经常到异地或异国，因此这样的马容易暴露于不同地区的马流感病毒流行毒株。起先人们认为，H3N8亚型马流感病毒是沿着单一的分支进行演化，然而20世纪90年代的分子流行病学研究表明H3N8亚型马流感病毒进化分成美洲型和欧洲型2个谱系，随后调查发现美洲型马流感病毒起源于南美洲，因此有必要了解这些不同亚群或分支内不同流感病毒与疫苗保护效果之间关系。

第六节 EIV 的致病机制

马流感病毒是一种呼吸系统疾病，通常感染1～3岁幼马，然而在暴发情况下，所有年龄的马都会感染。马流感病毒的潜伏期是1～3 d，并且很容易通过气溶胶在马匹之间传播。因此马流感疫情传播迅速，导致比较严重的暴发。马匹感染马流感后会发热，高达41～42 ℃，随后出现短暂厌食，通常在感染后7 d左右会出现另一次发热高峰。马流感病毒能够侵染呼吸道，引起呼吸道防御系统的严重破坏。正常情况下帮助过滤空气的纤毛受到破坏，病马不能够阻止灰尘进入呼吸道，这就导致马流感病毒特征性的严重反复咳嗽。大多数马会流清亮鼻腔分泌物，如果继发细菌性感染，分泌物会变成浓稠或黄色分泌物，病马发生马流感病毒感染会体重下降。正常情况下，病马在感染马流感病毒后 7～14 d后逐渐康复，但咳嗽症状可能持续到 21 d。如果继发细菌性感染，病程可能持续较长时间。

流感病毒致病机理比较复杂，但目前比较公认的致病机理主要有以下几个方面：流感病毒诱导宿主细胞产生细胞凋亡是其致细胞病变的重要原因；流感病毒感染宿主后对宿主细胞造成的氧化应激损伤；细胞因子方面的致病机理。当然，并不是某一种致病机理导致流感病毒对宿主致病，以上几种致病机制相互联系，共同参与到对宿主细胞的损伤作用中。

1. 流感病毒通过多种途径诱导宿主细胞的凋亡　众所周知，流感病毒入侵宿主细胞时，首先通过病毒粒子表面的血凝素蛋白结合到宿主细胞上的唾液酸受体，然后由受体介导的膜融合过程，病毒核心 RNP 复合体被释放到细胞质中，通过核孔复合体进入到细胞核中，然后进行一系列的生命周期过程。研究表明，流感病毒诱导的细胞凋亡都是最终通过 Caspases 途径来介导的，通过激活 Caspase - 8 而引起 Caspases 的级联反应，最终导致细胞凋亡的发生。流感病毒可以诱导干扰素的犬肾细胞、肺泡细胞、支气管上皮细胞及淋巴细胞，甚至肿瘤细胞凋亡。该过程受多种基因、多因子严格控制，启动自动程序性死亡。一些诱导机制参与这些过程。

（1）Fas/FasL 诱导机制　当流感病毒感染宿主细胞后，感染细胞内的 Fas 转录和翻译水平均提高，Fas 的胞外区与相应配体 FasL 结合，引起 Fas 相应死亡功能区和 Caspase - 8 聚集，激活 Caspases 级联反应，导致细胞凋亡。

（2）自然杀伤细胞途径　流感病毒感染细胞后，激活 NF - κB 途径，引起促炎症反应和抗病毒细胞因子的表达，从而调节宿主细胞凋亡的进程。

（3）信号转导分子和 P38 有丝分裂原激活的蛋白酶途径　流感病毒感染细胞后通过活化的生长因子、细胞因子等激活 PKC 和 Ras，通过一系列级联反应调节流感病毒基因的表达。

2. 氧化应激在宿主细胞凋亡中的作用　流感病毒侵袭造成机体过度氧化状态。研究表明，机体被感染后会激活巨噬细胞和单核吞噬细胞系统，产生过量的外源活性氧和促外源活性氧释放因子，如 IL - 1 和 TNF，同时体内抗氧化还原型谷胱甘肽的水平在流感病毒感染后数小时内也迅速降低。流感病毒感染细胞后产生过量的外源活性氧引发组织细胞氧化损伤，而机体内抗氧化系统不能对抗氧化应激效应，修复系统不能及时修复氧化损伤，就会导致宿主细胞凋亡。

3. 病毒蛋白和宿主细胞因子共同参与宿主细胞的凋亡过程　流感病毒多种编码蛋白参与到细胞凋亡过程中，NS1 蛋白具有抑制宿主细胞蛋白质合成、加强病毒蛋白合成的作用。研究发现缺乏 NS1 基因的流感病毒不能引起 MDCK 细胞凋亡。流感病毒的 PB1 - F2 蛋白也能诱导细胞凋亡，PB1 - F2 定位于宿主线粒体膜上，通过细胞色素 C 释放到胞质中激活 Caspases 级联反应从而诱导细胞凋亡。NA 主要通过细胞分泌的 TGF - β 间接诱导宿主细胞的凋亡，也可直接诱导凋亡过程。M2 蛋白能活化 Caspases 参与凋亡过程。同时，研究发现，单独某种蛋白并不会引起宿主细胞发生凋亡，而是几种蛋白综合作用的结果。宿主细胞分泌的细胞因子也参与到细胞凋亡过程中。

（1）TGF - β　流感病毒的 NA 蛋白能够水解 TGF - β 前体上的唾液酸残基，促进 TGF - β 的释放，引起细胞表面和基质中 TGF - β 过量，从而诱导细胞凋亡。

（2）IFN　研究发现 I 型干扰素具有促进流感病毒感染细胞的凋亡作用。

（3）P53 蛋白　流感病毒感染宿主细胞后，P53 蛋白表达量增加。研究表明，P53 蛋白在流感病毒感染细胞导致细胞凋亡中是必需的。

参考文献

艾海提·司马义.1993.新疆喀什地区暴发马流感［J］.动物检疫，4：47.

仇铮，郭巍，孙元，等.2012.马流感病毒血凝素基因甲病毒复制子重组表达质粒
的构建及其免疫效力评价［J］.中国预防兽医学报，34：568‐572.

仇铮.2012.马流感病毒分离鉴定及甲病毒复制子载体疫苗的研究［D］.哈尔滨：东
北农业大学.

褚桂芳，相文华，曲连东，等.1995.马流感病毒的分离及其亚型的初步鉴定［J］.
中国畜禽传染病，6：20‐22.

戴伶俐，郭巍，李雪峰，等.2009.应用 TaqMan 荧光定量 PCR 检测 H3N8 亚型马流
感病毒［J］.中国预防兽医学报，31：614‐617，626.

戴伶俐，李雪峰，相文华.2010.马流感诊断方法研究进展与应用概况［J］.中国
预防兽医学，2：157‐160.

戴伶俐.2009.马流感病毒 A/Equine/Xinjiang/3/07（H3N8）HA 基因的序列分析
及两种 PCR 检测方法的建立［D］.北京：中国农业科学院.

丁旭娜，刘月焕，王凤龙，等.2010.H3N8 亚型马流感病毒人工感染马的病理学观
察及抗原定位［J］.中国兽医科学，8：801‐806.

杜金玲，刘明，刘春国，等.2009.H3N8 亚型马流感病毒拯救体系的建立［J］.中
国兽医科学，5：377‐382.

付薇，易春华，徐贤坤，等.2011.广西 1 株 H3N8 型马流感病毒的分离与鉴定
［J］.畜牧与兽医，10：71‐75.

高志强，赖平安，刘月焕，等.2008.H3N8 马流感病毒单重与双重荧光 RT‐PCR
检测技术研究［C］.广州：中国畜牧兽医学会 2008 年学术年会暨第六届全国畜
牧兽医青年科技工作者学术研讨会.

郭巴.1995.用病毒唑治疗马流感［J］.青海畜牧兽医杂志，6：16.

郭巍，戴伶俐，李雪峰，等.2008.马流感病毒多重 RT‐PCR 检测方法的建立［C］.
哈尔滨：中国畜牧兽医学会畜牧兽医生物技术学分会暨中国免疫学会兽医免疫分
会第七次研讨会.

郭巍，戴伶俐，李雪峰，等.2008.马流感病毒多重 RT - PCR 检测方法的建立 ［J］.动
　　物医学进展（11）：28 - 31.

郭巍，卢刚，戚亭，等.2012.黑龙江地区一株马流感病毒的分离与鉴定 ［C］.兰
　　州：第三届中国兽医临床大会.

郭巍，王英原，王宇，等.2010.H3N8 亚型马流感病毒间接 ELISA 抗体检测方法
　　建立及应用 ［J］.中国预防兽医学报，3：190 - 193.

郭巍，闫妍，王英原，等.2008.新疆地区一株马流感病毒的分离及鉴定 ［C］.哈
　　尔滨：中国畜牧兽医学会畜牧兽医生物技术学分会暨中国免疫学会兽医免疫分会
　　第七次研讨会.

郭巍，闫妍，王英原，等.2008.新疆地区一株马流感病毒的分离及鉴定 ［J］.中
　　国预防兽医学报，8：584 - 586，591.

哈力木别克·胡斯曼.2008.马流感的防治 ［J］.新疆畜牧业，5：55.

何晶，马伟，孙建华，等.2013.H3N8 亚型马流感病毒 HA1 基因原核表达载体的
　　构建及表达 ［J］.新疆农业大学学报，36：12 - 15.

何晶.2013.H3N8 亚型马流感病毒 HA1 基因原核表达及新疆部分地区马流感血清
　　学调查 ［D］.乌鲁木齐：新疆农业大学.

黄全云，沈德贵，陈世堂，等.1994.1994 年我省农区马流感病高死亡率原因浅析
　　［J］.青海畜牧兽医杂志，6：50.

黄文强，郭巍，赵立平，等.2010.湖北株 H3N8 亚型马流感病毒 HA 基因的序列
　　测定及其 HA 蛋白遗传特性分析 ［J］.中国兽医学报，5：612 - 614，656.

黄文强.2010.H3N8 亚型马流感病毒灭活疫苗的研制 ［D］.北京：中国农业科学院.

姬媛媛，郭巍，王晓钧，等.2011.马流感病毒双抗体夹心 ELISA 检测方法的建立
　　［J］.畜牧兽医学报，5（5）：679 - 684.

姬媛媛，郭巍，王征，等.2011.马流感病毒 NP 单克隆抗体的制备及特性鉴定 ［J］.
　　中国兽医科学，6：610 - 613.

姬媛媛，郭巍，相文华.2010.马流感病毒 NP 基因的原核表达及其抗原性分析 ［J］.
　　中国兽医科学，11：1124 - 1127.

姬媛媛.2011.马流感病毒抗原捕捉 ELISA 检测方法的建立及其初步应用 ［D］.北
　　京：中国农业科学院.

贾斌，王晓钧，相文华，等.1999.我国马流感病毒不同分离株试验感染 SPF 鸡的

研究 [J]. 中国预防兽医学报，1：14 - 16.

贾晓庆，唐泰山，黄金华，等 . 2009. 马流感病毒 RT - PCR 检测方法的建立 [J].
畜牧与兽医，2：63 - 66.

贾晓庆 . 2008. 马流感病毒检测方法的建立 [D]. 南京：南京农业大学 .

姜帆，张晓文，肖巧喆，等 . 2015. H3N8 亚型马流感病毒 RT - LAMP 检测方法的
建立 [J]. 动物医学进，1：15 - 18.

蒋平 . 2008. 马流感疫病的防治 [J]. 农村科技，6：82.

蒋桃珍，刘月焕，林健，等 . 2009. 2007 年华北地区 H3N8 亚型马流感病毒的分离
与鉴定 [C]. 贵阳：第四届全国免疫诊断暨疫苗学术研讨会论文集 .

蒋桃珍，刘月焕，林健，等 . 2010. 马流感病毒 A/Equine/Huabei/01/07（H3N8）
对灵缇犬的试验性感染 [J]. 中国兽医学报，30（12）：1629 - 1633.

蒋桃珍 . 2010. H3N8 亚型马流感病毒的致病性研究及灭活疫苗的研制 [D]. 武汉：华中
农业大学 .

靳保安，刘清安，赵景民，等 . 1984. 河南、湖北两省马流感 HI 抗体的调查研究
[J]. 兽医大学学报，2：154 - 156.

孔令平 . 1993. 中西医结合治疗马流感 [J]. 兽医导刊，4：37 - 39.

兰荣根 . 1995. 中西结合治疗马流感 [J]. 四川畜牧兽医，2：54.

李大心，刘颖锡，夏卫星，等 . 2001. 齐嫩地区马流感病毒毒型及流行特征 [J].
中国动物检疫，18：41.

李得庆，时智元，蔡相明 . 2002. 三阳清解汤治疗马流感 68 例 [J]. 中国兽医科技，
8：42 - 43.

李雪峰，戴伶俐，郭巍，等 . 2009. H3N8 亚型马流感病毒内蒙古株 NS 基因的克隆
及序列分析 [J]. 黑龙江畜牧兽医，6：87 - 89.

李雪峰 . 2009. H3N8 亚型马流感病毒内蒙古株全基因序列分析及 NS1 基因的原核
表达 [D]. 呼和浩特：内蒙古农业大学 .

李永元 . 2009. 三阳清解汤治疗马流感 168 例 [J]. 黑龙江畜牧兽医，10：90.

李有业 . 2003. 马流感-日本脑炎-破伤风三联灭活疫苗 [J]. 畜牧兽医科技信息，
1：37.

李渊 . 2007. 病的是马，痛的是人 [N]. 人民日报，2007 - 09 - 17：07.

李增斌，李增全 . 1994. 中草药治疗马流感 [J]. 中兽医学杂志，3：7.

梁基，肖成蕊，靖桂云，等 . 1990. 甲 2 型马流感病毒的分离和鉴定 [J]. 中国兽医杂志，6：3－5.

梁基，肖成蕊，靖桂云，等 . 1989. 甲型马流感的诊断报告 [J]. 吉林畜牧兽医，5：30－31.

梁庆生 . 1999. 马流感疫病的防制 [J]. 四川畜牧兽医，3：29.

刘伯淳 . 2001. 马流感的间接 ELISA 快速诊断 [J]. 畜牧兽医科技信息，2：10.

刘春国，刘飞，彭永刚，等 . 2013. 马流感疫苗研究进展 [J]. 中国预防兽医学报，7：599－602.

刘春国，刘明，刘飞，等 . 2014. H3N8 亚型马流感病毒 HA 基因重组腺病毒的构建及其生物学特性的研究 [J]. 中国兽医科学，4：362－366.

刘春国，王伟，刘飞，等 . 2014. H3N8 亚型马流感病毒 VLPs 的构建及其生物学特性分析 [J]. 中国兽医科学，3：240－244.

刘强 . 1994. 马流感在乌兰浩特地区的流行及治疗 [J]. 内蒙古兽医，1：37.

刘清海，孙洪升，车秀华 . 2005. 马流感的研究现状 [J]. 畜牧兽医科技信息，6：19－21.

蒙振苗，张民秀，侯韶毅，等 . 2010. 广西马流感的诊断 [J]. 中国兽医杂志，46：53－54.

戚亭，郭巍，戴伶俐，等 . 2010. 从驴体内分离一株马流感病毒及其 HA 基因的遗传特征分析 [C]. 哈尔滨：中国畜牧兽医学会畜牧兽医生物技术学分会暨中国免疫学会兽医免疫分会第八次学术研讨会 .

戚亭 . 2011. 中国部分地区马流感病毒的分子流行病学调查和重组禽痘病毒载体疫苗的初步研究 [D]. 北京：中国农业科学院 .

沈宗云，单春林，易明周，等 . 1995. 马流感的临床症状与病理变化 [J]. 云南畜牧兽医，4：22－23.

施雷英，左新，郑本元，等 . 1995. 巍山县马流感的防治 [J]. 云南畜牧兽医，4：40.

史同瑞 . 2003. 马流感双价疫苗的免疫效能 [J]. 畜牧兽医科技信息，1：39.

孙高超，毕可东，张娜，等 . 2008. 马流感简介 [J]. 动物医学进展，8：115－116.

孙广庆，刘利权 . 1989. 关于我县暴发马流感的通报 [J]. 吉林畜牧兽医，4：19－20.

孙连童，赵定银，张芝栋，等 .1995. 伊犁地区暴发流行疑似马流感 ［J］. 新疆畜
　　牧业，3：39 - 40.

孙胜芝，陈功喜，暴华林 .2000. 用加味麻杏石甘汤治疗马流感 ［J］. 黑龙江畜牧
　　兽医，1：20.

孙武芳，杨闳，陈粉仙，等 .2009. 马流感疫病诊断与防治 ［J］. 云南畜牧兽医，
　　6：22.

孙耀华，徐一飞 .1997. 马流感的综合性防治措施 ［J］. 四川畜牧兽医：44 - 45.

孙玉振，刘永贵，王学成，等 .1998. 加味麻杏石甘汤治疗马流感 ［J］. 中兽医学
　　杂志，4：43.

田建国，叶丛华，宋建领，等 .2008. 云南马流感诊断及病毒 HA 基因序列分析
　　［C］. 海口：2008 年中国微生物学会学术年会 .

田建国，叶丛华，张文东，等 .2009. 云南地区马流感病毒检测及其 HA 基因序列
　　分析 ［J］. 畜牧与兽医，6：22 - 26.

汪连云，赵瑛，王好昌 .1989. 用"荆防败毒散"治疗马流感 ［J］. 黑龙江畜牧兽
　　医，11：29 - 30.

王德山，孙树忠，胡谦，等 .1999.《毒菌灵注射液》对马流感的治疗试验 ［J］. 农
　　业与技术，4：48 - 49.

王凤林，李学廉，陈世忠，等 .1994. 马流感病的防治报告 ［J］. 吉林畜牧兽医，1：
　　36 - 37.

王积寿，郭家骅，李启文，等 .1995. 马流感的流行病学调查及防治 ［J］. 四川畜
　　牧兽医，3：30 - 31.

王明轩 .2013. 马流感的中西医防治 ［J］. 兽医导刊，6：62.

王庆波 .1994. 马流感再度暴发严重威胁养马业——我司提出紧急防治措施 ［J］.
　　中国牧业通讯，5：9.

王伟，刘春国，刘明，等 .2013.H3N8 亚型马流感病毒 M1 基因在昆虫细胞中的表
　　达及活性分析 ［J］. 中国兽医科学，1：60 - 64.

王晓钧，贾斌，杨建德，等 .2003. 马流感病毒 A/马/青海 1/94 株亚型鉴定及其
　　HA 基因序列特征 ［J］. 中国预防兽医学报，3：4 - 7.

王秀荣，杨建德，许景君，等 .2004. 马流感 A/马/京防/74 - 1（H7N7）毒株 HA
　　基因的序列分析 ［J］. 中国预防兽医学报，5：332 - 335.

王英原 . 2009. 马流感 H3N8 亚型血清学诊断方法的建立及灭活疫苗的初步研制 ［D］. 哈尔滨：东北农业大学 .

王永红 . 2013. 一起马流感疫情的成功防控 ［J］. 甘肃畜牧兽医，9：45 - 46.

王湛军，宋宝仁，潘晓梅，等 . 1994. 中药治马流感 ［J］. 中国兽医科技，4：35.

王政修，胡贞丽 . 1995. 马流感的流行与扑灭 ［J］. 中国兽医杂志（1）：28.

温富勇，于桂芳，王国良 . 2008. 北京市马流感疫苗免疫前后抗体监测情况分析 ［J］. 当代畜牧（10）：21 - 22.

吴广军，唐后庆 . 2010. 马流感的治疗体会 ［J］. 畜牧兽医科技信息（8）：56.

吴涛，林健，毛娅卿，等 . 2013. 马流感病毒 H3 亚型血凝抑制试验抗原的研究 ［J］. 中国预防兽医学报（12）：1002 - 1007.

吴涛，王嘉，林健 . 2013. 马流感病毒（H3N8 亚型，Huabei 株）对马的致病性研究 ［J］. 中国兽药杂志（11）：10 - 12.

相文华 . 2009. 中国马流感研究现状 ［J］. 兽医导刊（10）：18 - 19.

肖成蕊，宋战昀，刘阳，等 . 2011. H7N7 亚型马流感病毒单克隆抗体的制备 ［J］. 中国生物制品学杂志（3）：337 - 338，344.

肖成蕊，宋战昀，杨立英 . 2011. H3N8 亚型马流感病毒单克隆抗体的制备及鉴定 ［J］. 动物医学进展（6）：1 - 4.

肖成蕊，王作友，宋战昀，等 . 2012. 马流感病毒 2 个亚型单克隆抗体的制备及鉴定 ［J］. 中国生物制品学杂志（5）：601 - 604.

徐正元 . 1995. 某县爆发马流感的防治 ［J］. 四川畜牧兽医，2：50 - 51.

许加德，李艳林，张勇，等 . 2003. 中西医结合治疗马流感继发胃肠炎 ［J］. 中兽医学杂志（6）：19 - 20.

许莹，郭巍，王世霞，等 . 2010. H3N8 型马流感血凝素核酸疫苗的初步研究 ［J］. 中国医药生物技术（3）：196 - 201.

许莹 . 2010. H3N8 型马流感血凝素核酸疫苗的初步研究 ［D］. 南京：南京医科大学 .

闫妍 . 2008. 马流感病毒 H7N7 亚型单抗制备及新疆毒株的分离鉴定 ［D］. 哈尔滨：东北农业大学 .

杨安喜 . 2010. 马流感的防治 ［J］. 云南农业（5）：15.

杨保收 . 1993. 76 例马流感中西医结合诊疗报告 ［J］. 兽医导刊，4：34 - 37.

杨国勇，房志慧，屈承恭，等 . 1995. 马流感流行情况及防治 ［J］. 中国兽医杂志

（8）：11.

杨建德，王文军，薛飞，等.2003.马流感病毒（A/Equine/Qinghai/1/94）神经氨酸酶基因的克隆与同源性分析［J］.中国预防兽医学报，25（5）：15-18.

杨建德，相文华，薛飞，等.2003.马流感病毒青海株（A/Equine/Qinghai/1/94）相关特性的研究.中国畜牧兽医学会家畜传染病学分会成立 20 周年庆典暨第十次学术研讨会论文集［C］.苏州：中国畜牧兽医学会家畜传染病学分会成立 20周年庆典暨第十次学术研讨会.

杨建德，相文华，薛飞，等.2003.我国 H3N8 马流感病毒血凝素基因分子进化树的分析［J］.中国生物工程杂志（6）：76-78.

杨建德，相文华.2002.我国马流感的研究现状［J］.黑龙江畜牧兽医（3）：42-44.

杨建德，薛飞，王晓钧，等.2003.马流感病毒（A/equine/Qinghai/1/94）核蛋白基因的序列测定及同源性分析［J］.中国预防兽医学报（2）：17-19.

杨建德.2003.马流感病毒青海株相关特性研究及其基因组分析［D］.哈尔滨：东北农业大学.

于文成.1981.驴胎肾、仔牛肾继代细胞感染马流感病毒［J］.吉林畜牧兽医（3）：8-10.

袁存旺，涂雪珍.2003.应用"荆防败毒散"加减治疗马流感的体会［J］.青海畜牧兽医杂志，6：12.

张海明，沈丹，段晓冬，等.2014.马流感病毒的跨物种传播及鸟类在其传播中的作用探讨［J］.广东畜牧兽医科技（5）：1-4.

张利峰，张鹤晓，谷强，等.2003.马流感血凝及血凝抑制试验的研究与应用［J］.检验检疫科学（1）：30-32.

张三权.2008.马流感病的治疗［J］.中国草食动物（2）：70.

张生福，郭显椿，张旭静，等.1995.马流感继发急性结肠炎［J］.中国兽医杂志（10）：31-32.

张生福.1995.马流感患畜因过劳、超量应用抗菌素继发疑似马属动物急性结肠炎三例［J］.青海畜牧兽医杂志（6）：41.

张延光.2009.某马场 H3N8 亚型马流感病毒的分离鉴定及对犬易感性的试验［D］.北京：中国农业科学院.

张志诚，宋建德，杨楠，等 .2010. 全球马流感发生的风险状况研究 ［J］. 中国动
物检疫 (12)：45 - 48.

张志诚，王志亮，侯哲生，等 .2012. 基于病例——对照设计的中国马流感发生的
集聚度探测研究 ［J］. 科学通报 (23)：2192 - 2199.

赵文成，许娇娜 .2008. 我国马流感的研究现状 ［J］. 畜牧兽医科技信息 (6)：
5 - 7.

Adeyefa C. A. , Hamblin C. , Cullinane A. A. , et al. 1996. Nationwide serological
survey of equine influenza in Nigeria ［J］. Rev. Elev Med Vet Pays Trop，49：24 -
27.

Adeyefa C. A. , McCauley J. W. . 1994. Outbreak of equine influenza in polo horses in
Ibadan，Nigeria：virus isolation，clinical manifestation and diagnosis ［J］. Vet
Rec，134：683 - 684.

Adeyefa C. A. , Quayle K. , McCauley J. W. . 1994. A rapid method for the analysis
of influenza virus genes：application to the reassortment of equine influenza virus
genes ［J］. Virus Res，32：391 - 399.

Air G. M. . 2012. Influenza neuraminidase ［J］. Influenza Other Respir Viruses，6：
245 - 256.

Akarsu H. , Burmeister W. P. , Petosa C. , et al. 2003. Crystal structure of the M1
protein - binding domain of the influenza A virus nuclear export protein （NEP/
NS2）［J］. EMBO J. , 22：4646 -4655.

Alymova I. V. , Samarasinghe A. , Vogel P. , et al. 2014. A novel cytotoxic se-
quence contributes to influenza A viral protein PB1 - F2 pathogenicity and predispo-
sition to secondary bacterial infection ［J］. J. Virol，88：503 - 515.

Anestad G. , Maagaard O. . 1990. Rapid diagnosis of equine influenza ［J］. Vet Rec. ,
126：550 -551.

Appleton J. A. , Gagliardo L. F. . 1992. Diversity of the antibody responses produced
in ponies and mice against the equine influenza A virus H7 hemagglutinin ［J］. J
Gen Virol，73 (Pt6)：1569 - 1573.

Arthur R. J. , Suann C. J. . 2011. Biosecurity and vaccination strategies to minimise
the effect of an equine influenza outbreak on racing and breeding ［J］. Aust Vet J. ,

89 (1): 109 - 113.

Arzt S. , Petit I. , Burmeister W. P. , et al. 2004. Structure of a knockout mutant of influenza virus M1 protein that has altered activities in membrane binding, oligomerisation and binding to NEP (NS2) [J]. Virus Res, 99: 115 - 119.

Ault A. , Zajac A. M. , Kong W. P. , et al. 2012. Immunogenicity and clinical protection against equine influenza by DNA vaccination of ponies [J]. Vaccine, 30: 3965 -3974.

Baguelin M. , Newton J. R. , Demiris N. , et al. 2010. Control of equine influenza: scenario testing using a realistic metapopulation model of spread [J]. J. R. Soc Interface, 7: 67 - 79.

Basler C. F. . 2007. Influenza viruses: basic biology and potential drug targets [J]. Infect Disord Drug Targets, 7: 282 - 293.

Birch - Machin I. , Rowan A. , Pick J. , et al. 1997. Expression of the nonstructural protein NS1 of equine influenza A virus: detection of anti - NS1 antibody in post infection equine sera [J]. J. Virol Methods, 65: 255 - 263.

Boukharta M. , Zakham F. , Touil N. , et al. 2014. Cleavage site and ectodomain of HA2 sub - unit sequence of three equine influenza virus isolated in Morocco [J] . BMC Res Notes, 7: 448.

Brown L. , Townsend W. , Waltisbuhl D. . 2011. Responding to the equine influenza outbreak: challenges from a laboratory perspective [J]. Aust Vet J. , 89 (1): 32 - 35.

Cao S. , Liu X. , Yu M. , et al. 2012. A nuclear export signal in the matrix protein of influenza A virus is required for efficient virus replication [J]. J. Virol, 86: 4883 - 4891.

Chambers T. M. , Shortridge K. F. , Li P. H. , et al. 1994. Rapid diagnosis of equine influenza by the Directigen FLU - A enzyme immunoassay [J]. Vet Rec, 135: 275 -279.

Chambers T. M. . 1992. Cross - reactivity of existing equine influenza vaccines with a new strain of equine influenza virus from China [J]. Vet Rec, 131: 388 - 391.

Chanturiya A. N. , Basanez G. , Schubert U. , et al. 2004. PB1 - F2, an influenza A virus - encoded proapoptotic mitochondrial protein, creates variably sized pores in planar lipid membranes [J]. J. Virol, 78: 6304 - 6312.

Coloma R. , Valpuesta J. M. , Arranz R. , et al. 2009. The structure of a biologically active influenza virus ribonucleoprotein complex [J]. PLoS Pathog, 5: e1000491.

Conenello G. M. , Tisoncik J. R. , Rosenzweig E. , et al. 2011. A single N66S mutation in the PB1 – F2 protein of influenza A virus increases virulence by inhibiting the early interferon response in vivo [J]. J. Virol, 85: 652 – 662.

Cook R. F. , Sinclair R. , Mumford J. A. . 1988. Detection of influenza nucleoprotein antigen in nasal secretions from horses infected with A/equine influenza (H3N8) viruses [J]. J. Virol Methods, 20: 1 – 12.

Cross T. A. , Dong H. , Sharma M. , et al. 2012. M2 protein from influenza A: from multiple structures to biophysical and functional insights [J]. Curr Opin Virol, 2: 128 – 133.

Cruciere C. , Guillemin M. C. , Roseto A. , et al. 1989. Production of monoclonal antibodies against equine influenza: application to a comparative study of various strains of the virus [J]. Ann Rech Vet, 20: 243 – 250.

Cullinane A. , Elton D. , Mumford J. . 2010. Equine influenza – surveillance and control [J]. Influenza Other Respir Viruses, 4: 339 – 344.

Cullinane A. , Gildea S. , Weldon E. . 2014. Comparison of primary vaccination regimes for equine influenza: working towards an evidence – based regime [J]. Equine Vet J. , 46: 669 – 673.

Cullinane A. , Newton J. R. . 2013. Equine influenza – a global perspective [J]. Vet Microbiol, 167: 205 – 214.

Cullinane A. A. . 2004. Updating equine influenza strains in a combined equine influenza and herpesvirus vaccine [J]. Vet J. , 167: 118 – 120.

Dalgleish R. , Love S. . 1993. Possible basis of adverse reactions to vaccination against equine influenza [J]. Vet Rec, 132: 658 – 659.

Daly J. M. , Elton D. . 2013. Potential of a sequence – based antigenic distance measure to indicate equine influenza vaccine strain efficacy [J]. Vaccine, 31: 6043 – 6045.

Daly J. M. , MacRae S. , Newton J. R. , et al. 2011. Equine influenza: a review of an unpredictable virus [J]. Vet J. , 189: 7 – 14.

Daly J. M. , Newton J. R. , Mumford J. A. . 2004. Current perspectives on control of equine influenza [J]. Vet Res. , 35: 411 – 423.

Daly J. M. . 2012. Neuraminidase inhibitors for treatment of equine influenza – when all else fails? [J]. Vet J. , 193: 313 – 314.

Davis J. , Garner M. G. , East I. J. . 2009. Analysis of local spread of equine influenza in the Park Ridge region of Queensland [J]. Transbound Emerg Dis. , 56: 31 – 38.

Donofrio J. C. , Coonrod J. D. , Chambers T. M. . 1994. Diagnosis of equine influenza by the polymerase chain reaction [J]. J. Vet Diagn Invest, 6: 39 – 43.

Du Q. S. , Huang R. B. . 2012. Recent progress in computational approaches to studying the M 2 proton channel and its implication to drug design against influenza viruses [J]. Curr Protein Pept Sci. , 13: 205 – 210.

Dudek S. E. , Wixler L. , Nordhoff C. , et al. 2011. The influenza virus PB1 – F2 protein has interferon antagonistic activity [J]. Biol Chem. , 392: 1135 – 1144.

Durando M. M. , Birks E. K. , Hussey S. B. , et al. 2011. Cardiac troponin I concentrations in ponies challenged with equine influenza virus [J]. J. Vet Intern Med. , 25: 339 – 344.

Elton D. , Bryant N. . 2011. Facing the threat of equine influenza [J]. Equine Vet J. , 43: 250 –258.

Elton D. , Cullinane A. . 2013. Equine influenza: antigenic drift and implications for vaccines [J]. Equine Vet J. , 45: 768 – 769.

Endo A. , Pecoraro R. , Sugita S. , et al. 1992. Evolutionary pattern of the H3 hemagglutinin of equine influenza viruses: multiple evolutionary lineages and frozen replication [J]. Arch Virol, 123: 73 – 87.

Engel D. A. . 2013. The influenza virus NS1 protein as a therapeutic target [J]. Antiviral Res, 99: 409 – 416.

Folsom R. W. , Littlefield – Chabaud M. A. , French D. D. , et al. 2001. Exercise alters the immune response to equine influenza virus and increases susceptibility to infection [J]. Equine Vet J. , 33: 664 – 669.

Frank C. . 1987. Equine influenza in South Africa [J]. Vet Rec. , 120: 310.

Garner M. G. , Cowled B. , East I. J. , et al. 2011. Evaluating the effectiveness of early vaccination in the control and eradication of equine influenza – a modelling approach [J]. Prev Vet Med. , 99: 15 – 27.

Gilchrist P. , Sergeant E. S. . 2011. Risk of an equine influenza virus reservoir establishing in wild horses in New South Wales during the Australian epidemic [J]. Aust Vet J. , 89 (1): 75 – 78.

Grienke U. , Schmidtke M. , von Grafenstein S. , et al. 2012. Influenza neuraminidase: a druggable target for natural products [J]. Nat Prod Rep. , 29: 11 – 36.

Gu R. X. , Liu L. A. , Wei D. Q. . 2013. Structural and energetic analysis of drug inhibition of the influenza A M2 proton channel [J]. Trends Pharmacol Sci. , 34: 571 –580.

Guo Y, Wang M, Kawaoka Y, et al. 1992. Characterization of a new avian – like influenza A virus from horses in China [J]. Virology, 188: 245 – 255.

Guthrie A. J. , Stevens K. B. , Bosman P. P. . 1999. The circumstances surrounding the outbreak and spread of equine influenza in South Africa [J]. Rev. Sci. Tech. , 18: 179 – 185.

Hale B. G. , Randall R. E. , Ortin J. , et al. 2008. The multifunctional NS1 protein of influenza A viruses [J]. J. Gen Virol, 89: 2359 – 2376.

Hampton T. . 2005. Equine influenza jumps to canines [J]. JAMA, 294: 2015.

Hannant D. , Mumford J. A. , Jessett D. M. . 1988. Duration of circulating antibody and immunity following infection with equine influenza virus [J]. Vet Rec. , 122: 125 –128.

Happold J. , Rubira R. . 2011. Equine influenza: patterns of disease and seroprevalence in Thoroughbred studs and implications for vaccination [J]. Aust Vet J. , 89 (1): 135 – 137.

Haynes J. R. . 2009. Influenza virus – like particle vaccines [J]. Expert Rev. Vaccines, 8: 435 –445.

Heldens J. G. , Kersten A. J. , Weststrate M. W. , et al. 2001. Duration of immunity induced by an adjuvanted and inactivated equine influenza, tetanus and equine herpesvirus 1 and 4 combination vaccine [J]. Vet Q. , 23: 210 – 217.

Heldens J. G. , Pouwels H. G. , van Loon A. A. . 2004. Efficacy and duration of immunity of a combined equine influenza and equine herpesvirus vaccine against challenge with an American – like equine influenza virus（A/equi – 2/Kentucky/95）［J］. Vet. J. ，167：150 – 157.

Heldens J. G. ，Van de Wouw J. C. ，Van Loon A. A. . 2002. An updated equine influenza vaccine and an equine influenza – herpesvirus combination vaccine containing an immunostim adjuvant provoke equal antibody levels in young foals throughout the primary vaccination course［J］. Vet. J. ，164：288 – 291.

Heldens J. G. ，van Loon A. A. ，van de Zande S. . 2007. Is there a benefit from an early booster vaccination in the control of equine influenza？ ［J］. Vet. J. ，174：592 – 598.

Horner G. W. ，Ledgard A. M. . A serological survey for equine influenza in New Zealand horses［J］. N. Z. Vet. J. ，36：205 – 206.

Horohov D. W. ，Adams A. A. ，Chambers T. M. . 2010. Immunosenescence of the equine immune system［J］. J. Comp Pathol，142（1）：78 – 84.

Hughes J. ，Allen R. C. ，Baguelin M. ，et al. 2012. Transmission of equine influenza virus during an outbreak is characterized by frequent mixed infections and loose transmission bottlenecks［J］. PLoS Pathog，8：e1003081.

Ito M. ，Nagai M. ，Hayakawa Y. ，et al. 2008. Genetic analyses of an H3N8 influenza virus isolate，causative strain of the outbreak of equine influenza at the Kanazawa Racecourse in Japan in 2007［J］. J. Vet. Med. Sci. ，70：899 – 906.

Jacobs K. . 2012. Equine influenza supplement［J］. Aust. Vet. J. ，90：3.

Kastner S. B. ，Haines D. M. ，Archer J. ，et al. 1999. Investigations on the ability of clenbuterol hydrochloride to reduce clinical signs and inflammation associated with equine influenza A infection［J］. Equine Vet. J. ，31：160 – 168.

Kawaguchi A. ，Naito T. ，Nagata K. . 2005. Involvement of influenza virus PA subunit in assembly of functional RNA polymerase complexes［J］. J. Virol，79：732 – 744.

Kirkland P. D. ，Davis R. J. ，Gu X. ，et al. 2011. Application of high – throughput systems for the rapid detection of DNA and RNA viruses during the Australian equine influenza outbreak［J］. Aust. Vet. J. ，89（1）：38 – 39.

Kohno Y. , Muraki Y. , Matsuzaki Y. , et al. 2009. Intracellular localization of influenza C virus NS2 protein (NEP) in infected cells and its incorporation into virions [J]. Arch. Virol. , 154: 235 - 243.

Kollerova E. , Betakova T. . 2006. Influenza viruses and their ion channels [J]. Acta. Virol. , 50: 7 - 16.

Krug R. M. , Yuan W. , Noah D. L. , et al. 2003. Intracellular warfare between human influenza viruses and human cells: the roles of the viral NS1 protein [J]. Virology, 309: 181 - 189.

Krumbholz A. , Philipps A. , Oehring H. , et al. 2011. Current knowledge on PB1 - F2 of influenza A viruses [J]. Med Microbiol Immunol, 200: 69 - 75.

Lai A. C. , Chambers T. M. , Holland R. E. Jr. , et al. 2001. Diverged evolution of recent equine - 2 influenza (H3N8) viruses in the Western Hemisphere [J]. Arch. Virol. , 146: 1063 - 1074.

Landolt G. A. . 2014. Equine influenza virus [J]. Vet Clin North Am Equine Pract, 30: 507 - 522.

Lin C. , Holland R. E. Jr. , Donofrio J. C. , et al. 2002. Caspase activation in equine influenza virus induced apoptotic cell death [J]. Vet Microbiol, 84: 357 - 365.

Lin C. , Holland R. E. Jr. , Williams N. M. , et al. 2001. Cultures of equine respiratory epithelial cells and organ explants as tools for the study of equine influenza virus infection [J]. Arch. Virol. , 146: 2239 - 2247.

Lindstrom S. , Endo A. , Sugita S. , et al. 1998. Phylogenetic analyses of the matrix and non - structural genes of equine influenza viruses [J] . Arch. Virol. , 143: 1585 -1598.

Lommer B. S. , Luo M. . 2002. Structural plasticity in influenza virus protein NS2 (NEP) [J]. J. Biol. Chem. , 277: 7108 - 7117.

Lu G. , Guo W. , Qi T. , et al. 2013. Genetic analysis of the PB1 - F2 gene of equine influenza virus [J]. Virus Genes, 47: 250 - 258.

Lunn D. P. , Hussey S. , Sebing R. , et al. 2001. Safety, efficacy, and immunogenicity of a modified - live equine influenza virus vaccine in ponies after induction of exercise - induced immunosuppression [J] .   J. Am. Vet. Med. Assoc. , 218:

900 – 906.

Major D. A. , Jones B. . 2011. Behaviour of equine influenza virus in a naive popula-
tion: a practitioner's perspective [J]. Aust. Vet. J. , 89 (1): 13 – 14.

Martella V. , Elia G. , Decaro N. , et al. 2007. An outbreak of equine influenza virus
in vaccinated horses in Italy is due to an H3N8 strain closely related to recent North
American representatives of the Florida sub – lineage [J]. Vet Microbiol, 121: 56 – 63.

McCabe V. J. , Sindle T. , Daly J. M. . 2006. Evaluation of the Binax NOW Flu A
test kit for the rapid detection of equine influenza virus [J]. Vet. Rec. , 158: 164 –
165.

Moloney B. J. . 2011. Overview of the epidemiology of equine influenza in the Austral-
ian outbreak [J]. Aust. Vet. J. , 89 (1): 50 – 56.

Mumford J. , Cardwell J. , Daly J. , et al. 2003. Efforts to preempt an equine influ-
enza epidemic [J]. Vet Rec, 152: 405 – 406.

Mumford J. A. , Hannant D. , Jessett D. M. . 1990. Experimental infection of ponies
with equine influenza (H3N8) viruses by intranasal inoculation or exposure to
aerosols [J]. Equine Vet. J. , 22: 93 – 98.

Mumford J. A. , Jessett D. , Dunleavy U. , et al. 1994. Antigenicity and immunoge-
nicity of experimental equine influenza ISCOM vaccines [J] . Vaccine, 12:
857 – 863.

Mumford J. A. , Jessett D. M. , Rollinson E. A. , et al. 1994. Duration of protective
efficacy of equine influenza immunostimulating complex/tetanus vaccines [J].
Vet. Rec. , 134: 158 – 162.

Mumford J. A. , Wilson H. , Hannant D. , et al. 1994. Antigenicity and immunoge-
nicity of equine influenza vaccines containing a Carbomer adjuvant [J]. Epidemiol
Infect. , 112: 421 – 437.

Mumford J. A. , Wood J. . 1992. Establishing an acceptability threshold for equine in-
fluenza vaccines [J]. Dev. Biol. Stand, 79: 137 – 146.

Mumford J. A. . 1989. Equine influenza [J]. Vet. Rec. , 125: 656.

Mumford J. A. . 1999. The equine influenza surveillance program [J] . Adv. Vet. Med. ,
41: 379 – 387.

Mumford J. A.. 1994. Update on equine influenza [J]. Vet. Rec., 134: 71.

Murcia P. R., Baillie G. J., Daly J., et al. 2010. Intra - and interhost evolutionary dynamics of equine influenza virus [J]. J. Virol., 84: 6943 - 6954.

Murcia P. R., Baillie G. J., Stack J. C., et al. 2013. Evolution of equine influenza virus in vaccinated horses [J]. J. Virol., 87: 4768 - 4771.

Na W., Song M., Yeom M., et al. 2015. Inefficient Transmissibility of NS - Truncated H3N8 Equine Influenza Virus in Dogs [J]. J. Microbiol Biotechnol, 25: 317 - 320.

Nayak D. P., Balogun R. A., Yamada H., et al. 2009. Influenza virus morphogenesis and budding [J]. Virus Res., 143: 147 - 161.

Nelson K. M., Schram B. R., McGregor M. W., et al. 1998. Local and systemic isotype - specific antibody responses to equine influenza virus infection versus conventional vaccination [J]. Vaccine, 16: 1306 - 1313.

Newton J. R., Mumford J. A.. 1995. Equine influenza in vaccinated horses [J]. Vet. Rec., 137: 495 - 496.

Newton J. R., Wood J. L., Jessett D., et al. 1999. 'Cross - protection' and 'cross - reaction' with equine influenza vaccines [J]. Vet. Rec., 145: 647.

Newton J. R.. 2001. Equine influenza vaccine performance: still learning lessons from the field [J]. Vet. J., 161: 107 - 109.

Olsen C. W., McGregor M. W., Dybdahl - Sissoko N., et al. 1997. Immunogenicity and efficacy of baculovirus - expressed and DNA - based equine influenza virus hemagglutinin vaccines in mice [J]. Vaccine, 15: 1149 - 1156.

O' Neill R. E., Talon J., Palese P. 1998. The influenza virus NEP (NS2 protein) mediates the nuclear export of viral ribonucleoproteins [J]. EMBO J., 17: 288 - 296.

Oxburgh L., Akerblom L., Fridberger T., et al. 1998. Identification of two antigenically and genetically distinct lineages of H3N8 equine influenza virus in Sweden [J]. Epidemiol Infect., 120: 61 - 70.

Oxburgh L., Berg M., Klingeborn B., et al. 1994. Evolution of H3N8 equine influenza virus from 1963 to 1991 [J]. Virus Res., 34: 153 - 165.

Oxburgh L., Klingeborn B.. 1999. Cocirculation of two distinct lineages of equine influenza virus subtype H3N8 ［J］. J. Clin. Microbiol，37：3005 – 3009.

Park A. W. , Wood J. L. , Daly J. M. , et al. 2004. The effects of strain heterology on the epidemiology of equine influenza in a vaccinated population ［J］. Proc. Biol. Sci. , 271：1547 – 1555.

Park A. W. , Wood J. L. , Newton J. R. , et al. 2003. Optimising vaccination strategies in equine influenza ［J］. Vaccine，21：2862 – 2870.

Paterson D. , Fodor E. . 2012. Emerging roles for the influenza A virus nuclear export protein（NEP）［J］. PLoS Pathog，8：e1003019.

Pinto L. H. , Lamb R. A. . 2006. The M2 proton channels of influenza A and B viruses ［J］. J. Biol. Chem. , 281：8997 – 9000.

Qi T. , Guo W. , Huang W. Q. , et al. 2010. Genetic evolution of equine influenza viruses isolated in China ［J］. Arch. Virol. , 155：1425 – 1432.

Quinlivan M. , Dempsey E. , Ryan F. , et al. 2005. Real – time reverse transcription PCR for detection and quantitative analysis of equine influenza virus ［J］. J. Clin. Microbiol，43：5055 – 5057.

Reis A. L. , McCauley J. W. . 2013. The influenza virus protein PB1 – F2 interacts with IKKbeta and modulates NF – kappaB signalling ［J］. PLoS One. , 8：e63852.

Reuther P. , Giese S. , Gotz V. , et al. 2014. Phosphorylation of highly conserved serine residues in the influenza A virus nuclear export protein NEP plays a minor role in viral growth in human cells and mice ［J］. J. Virol. , 88：7668 –7673.

Robb N. C. , Chase G. , Bier K. , et al. 2011. The influenza A virus NS1 protein interacts with the nucleoprotein of viral ribonucleoprotein complexes ［J］. J. Virol. , 85：5228 – 5231.

Rosanowski S. M. , Cogger N. , Rogers C. W. , et al. 2014. Evaluating the effectiveness of strategies for the control of equine influenza virus in the New Zealand equine population ［J］. Transbound Emerg Dis.

Rossman J. S. , Lamb R. A. . 2009. Autophagy，apoptosis，and the influenza virus M2 protein ［J］. Cell Host Microbe，6：299 – 300.

Rossman J. S. , Lamb R. A. . 2011. Influenza virus assembly and budding ［J］. Virology，411：229 – 236.

Samji T. . 2009. Influenza A: understanding the viral life cycle [J]. Yale J. Biol. Med. ,
82: 153 – 159.

Samson M. , Pizzorno A. , Abed Y. , et al. 2013. Influenza virus resistance to neura-
minidase inhibitors [J]. Antiviral Res. , 98: 174 – 185.

Sansom M. S. , Tieleman D. P. , Forrest L. R. , et al. 1998. Molecular dynamics sim-
ulations of membranes with embedded proteins and peptides: porin, alamethicin
and influenza virus M2 [J]. Biochem Soc. Trans. , 26: 438 – 443.

Sarasola P. , Taylor D. J. , Love S. , et al. 1992. Secondary bacterial infections fol-
lowing an outbreak of equine influenza [J]. Vet Rec. , 131: 441 – 442.

Schemann K. , Firestone S. M. , Taylor M. R. , et al. 2013. Perceptions of vulnera-
bility to a future outbreak: a study of horse managers affected by the first Austral-
ian equine influenza outbreak [J]. BMC Vet Res. , 9: 152.

Sergeant E. S. , Stone M. , Moloney B. J. , et al. 2011. Quantitative analysis of the
risk of spread of equine influenza associated with movements of vaccinated horses
from infected areas during the Australian outbreak [J]. Aust. Vet. J. , 89 Suppl 1:
103 –108.

Shi F. , Xie Y. , Shi L. , et al. 2013. Viral RNA polymerase: a promising antiviral
target for influenza A virus [J]. Curr. Med. Chem. , 20: 3923 – 3934.

Shimizu T. , Takizawa N. , Watanabe K. , et al. 2011. Crucial role of the influenza
virus NS2 (NEP) C – terminal domain in M1 binding and nuclear export of vRNP
[J]. FEBS Lett. , 585: 41 – 46.

Singh G. . 1994. Characterization of A/eq – 1 virus isolated during the equine influenza
epidemic in India [J]. Acta. Virol. , 38: 25 – 26.

Soboll G. , Horohov D. W. , Aldridge B. M. , et al. 2003. Regional antibody and cel-
lular immune responses to equine influenza virus infection, and particle mediated
DNA vaccination [J]. Vet Immunol Immunopathol, 94: 47 – 62.

Solbak S. M. , Sharma A. , Bruns K. , et al. 2013. Influenza A virus protein PB1 –
F2 from different strains shows distinct structural signatures [J]. Biochim Biophys
Acta. , 1834: 568 – 582.

Spokes P. J. , Roth I. , Armstrong P. K. . 2009. Equine Influenza [J]. N S W Public

Health Bull，20：95 – 96.

Sugiura T.，Sugita S.，Imagawa H.，et al. 2001. Serological diagnosis of equine influenza using the hemagglutinin protein produced in a baculovirus expression system [J]. J. Virol. Methods，98：1 – 8.

Tabynov K.，Kydyrbayev Z.，Ryskeldinova S.，et al. 2014. Safety and immunogenicity of a novel cold – adapted modified – live equine influenza virus vaccine [J]. Aust. Vet. J.，92：450 – 457.

Taylor M. R.，Agho K. E.，Stevens G. J.，et al. 2008. Factors influencing psychological distress during a disease epidemic：data from Australia's first outbreak of equine influenza [J]. BMC Public Health，8：347.

Timoney P. J.. 1996. Equine influenza [J]. Comp Immunol Microbiol Infect Dis.，19：205 – 211.

Townsend H. G.，Penner S. J.，Watts T. C.，et al. 2001. Efficacy of a cold – adapted，intranasal，equine influenza vaccine：challenge trials [J]. Equine Vet. J.，33：637 – 643.

Uppal P. K.，Yadav M. P.. 1987. Outbreak of equine influenza in India [J]. Vet. Rec.，121：569 – 570.

van Maanen C.，Bruin G.，de Boer – Luijtze E.，et al. 1992. Interference of maternal antibodies with the immune response of foals after vaccination against equine influenza [J]. Vet. Q.，14：13 – 17.

van Maanen C.，Cullinane A.. 2002. Equine influenza virus infections：an update [J]. Vet Q.，24：79 – 94.

van Maanen C.，van Essen G. J.，Minke J.，et al. 2003. Diagnostic methods applied to analysis of an outbreak of equine influenza in a riding school in which vaccine failure occurred [J]. Vet Microbiol，93：291 – 306.

Van Oirschot J. T.. Bruin G.，de Boer – Luytze E.，et al. 1991. Maternal antibodies against equine influenza virus in foals and their interference with vaccination [J]. Zentralbl Veterinarmed B.，38：391 – 396.

Varga Z. T.，Ramos I.，Hai R，et al. 2011. The influenza virus protein PB1 – F2 inhibits the induction of type Ⅰ interferon at the level of the MAVS adaptor protein

[J]. PLoS Pathog, 7: e1002067.

Wang Y. J., Wang J. F., Ping J., et al. 2012. Computational studies on the substrate interactions of influenza A virus PB2 subunit [J]. PLoS One, 7: e44079.

Watkins K. L., Shortridge K. F., Powell D. G.. 1993. Equine influenza in Hong Kong [J]. Vet Rec., 132: 144.

Watson J., Daniels P., Kirkland P., et al. 2011. The 2007 outbreak of equine influenza in Australia: lessons learned for international trade in horses [J]. Rev. Sci. Tech., 30: 87 – 93.

Webbon P.. 1988. Reactions to equine influenza vaccination [J]. Vet. Rec., 123: 379.

Webster R. G., Bean W. J., Gorman O. T., et al. 1992. Evolution and ecology of influenza A viruses [J]. Microbiol Rev., 56: 152 – 179.

Wilson W. D.. 1993. Equine influenza [J]. Vet. Clin. North Am. Equine Pract, 9: 257 –282.

Wood J., Mumford J.. 1992. Epidemiology of equine influenza [J]. Vet. Rec., 130: 126.

Wood J. M.. 1988. Antigenic variation of equine influenza: a stable virus [J]. Equine Vet. J., 20: 316 – 318.

Wood J. M.. 1993. 'Frozen' evolution of equine influenza viruses [J]. Equine Vet. J., 25: 87.

Yamanaka T., Bannai H., Nemoto M., et al. 2012. Efficacy of a single intravenous dose of the neuraminidase inhibitor peramivir in the treatment of equine influenza [J]. Vet. J., 193: 358 – 362.

Yamanaka T., Cullinane A., Gildea S., et al. 2014. The potential impact of a single amino – acid substitution on the efficacy of equine influenza vaccines [J]. Equine Vet. J., 47: 456 – 462.

Yates P., Mumford J. A.. 2000. Equine influenza vaccine efficacy: the significance of antigenic variation [J]. Vet Microbiol, 74: 173 – 177.

Youngner J. S., Whitaker – Dowling P., Chambers T. M., et al. 2001. Derivation and characterization of a live attenuated equine influenza vaccine virus [J].

Am. J. Vet. Res. , 62: 1290 - 1294.

Zaleska M. , Anusz K. , Winnicka A. , et al. 2010. The effect of heterotypic infections of older horses with equine influenza virus type - 2 on some clinical and immunological parameters [J]. Pol. J. Vet. Sci. , 13: 515 - 523.

Zell R. , Krumbholz A. , Wutzler P. . 2006. Influenza A virus PB1 - F2 gene [J]. Emerg Infect Dis. , 12: 1607 - 1608.

Zheng W. , Tao Y. J. . 2013. Structure and assembly of the influenza A virus ribonucleoprotein complex [J]. FEBS Lett. , 587: 1206 - 1214.

Zhou H. X. , Cross T. A. . 2013. Modeling the membrane environment has implications for membrane protein structure and function: influenza A M2 protein [J]. Protein Sci. , 22: 381 - 394.

Zhu W. , Zhou J. , Qin K. , et al. 2011. A reporter system for assaying influenza virus RNP functionality based on secreted Gaussia luciferase activity [J]. Virol. J. , 8: 29.

第三章

生态学和流行病学

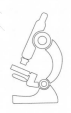

自 20 世纪 50 年代发现马流感病原体——马流感病毒开始至今，马流感病毒（EIV）只发现过 H7N7 和 H3N8 两个亚型。虽然亚型比较单一，但很难完全防控病毒感染发生，目前，除南极洲大陆、北冰洋冰岛大陆外，世界各个大陆均发现了马流感病毒。本章将介绍马流感的自然史、在世界的流行情况以及我国马流感的流行情况。

第一节　马流感自然史

马流感的第一次确诊是在 1956 年（Sovinová，1958），匈牙利等中欧地区大量马匹发生流行性呼吸系统疾病，从鼻拭子中分离到病原体，通过血凝素和神经氨酸酶亚型鉴定，确定为 H7N7 亚型流感病毒，毒株最终命名为 A/eq/Prague/56，该毒株是第一次明确发现的马流感病毒，也称为Ⅰ型马流感病毒，在我国称为马甲Ⅰ型流感病毒。

一、马流感的流行规律及特点

自 1956 年发现 H7N7 亚型马流感病毒 A/eq/Prague/56 后，马流感的传染源明确定为马流感病毒。1963 年，在美国发现了另一种亚型 EIV（Scholtens，1963），A/eq/Miami/63，该毒株为 H3N8 亚型，也称为Ⅱ型马流感病毒。通过调查发现，这次疫情源于由阿根廷向佛罗里达进口的马匹（Rouse，1970）。通过疫苗防控发现，针对 H7N7 亚型的疫苗可以非常有效地防止病毒感染，而 H3N8 的疫苗效果并不理想（Powell，1977）。例如，1976 年 1 月，英国纽马克特（Newmarket）的纯血马群就发生了 H3N8 马流感疫情，而该地区刚刚进行过疫苗免疫。1978—1981 年，欧洲和北方发生过大范围 H3N8 亚型 EIV 流行，无论免疫动物或非免疫动物均有大量发病，但大约 75％ 的免疫马并不明显发病（Burrows，1978；Plateau，1979；Klingeborn，1980；Van，1981；Hinshaw，1983）。1979 年上半年，英国的一些非免疫马发现流感，到 6 月份，很多免疫过的纯血马也被感染，当时认为，即使是在加强免疫期间，疫苗也无法抵抗自然感染马对 EIV 的传播（Burrows，1982）。由于马流感对赛马影响严重，1981 年，英国和爱尔兰推行了强制免疫程序。

1989 年，在欧洲又发生一次大范围的 H3N8 亚型 EIV 流行，不只非免疫马，大量免疫马也受到影响（Livesay，1989），这是 1979 年后最大范围的一次 EIV 流行。在这之后，欧洲和美洲大陆时有马流感疫情发生。1986 年和 1987 年，南非和印度分别发生了马流感。通过疫源追溯发现，该地区的病原均为欧洲等疫源地感染马通过空运等途径引进。由于缺乏检疫，使感染马进入当地，而无疫区马由于缺乏保护，使疫情发生并扩散。随后对南非和印度的流行株进行 HA 基因分析也证明，这些毒株与同时期欧美的流行株关系密切。1989 年，中国报道一起马流感疫情，致病率达到 80％，致死率 20％，其中致死案例与细菌继发感染有关（Guo，1991）。疫情追溯表明本次发病与马属动物进口无关，而且其流行株（A/Equine/Jilin/1/89）的抗原特征与其他 H3N8 亚型差异明显（Guo，1992）。序列分析表明，该毒株为禽源，是一次跨种传播的案例（Webster，1991）。尽管这株禽源病毒成功地由禽向马跨种传播而且失去了感染鸭的能力，但是并没有发现该毒株向外传播，而且 1990 年之后，该地区马属动物再未发现此类毒株感染（Guo，1995）。随后，1992 年中国香港（Powell，1995）、1995 年迪拜、1997 年菲律宾的马流感疫情均证明，国际间马匹的流通极易介导马流感疫情。

2007 年以前，澳大利亚和新西兰均为马流感的净土，但当年 8 月，澳大利亚东部也发生了马流感疫情，病毒来源是空运至墨尔本的进口赛马，分离到的病毒经过基因序列分析与同年日本分离的流行株序列相同

（澳大利亚马流感疫情调查报告，2008）。

马流感病原体只有 H7N7 和 H3N8 两种亚型，而且自 20 世纪 70 年代末期开始，H7N7 亚型再未发现，目前认为该毒株已经不再存在（Janet，2004）。从 20 世纪 80 年代后期开始，H3N8 亚型 EIV 分化成两个亚系，一是美洲系、一是欧洲系（Lai，2001）。由于马匹的流通频繁，世界各地都有两种亚系毒株的发现。1991—1992 年，瑞典发生包括免疫马在内的马流感疫情。1993—1994 年，中国发生非免疫马的马流感疫情，本次疫情病原为同时期欧洲流行的欧洲系 EIV。1995 年，荷兰分离到 2 株欧洲系 EIV，由此推动 2001 年建立了名为 Benelux 的监测计划，该计划同样旨在推动使用最合理的疫苗株。其他疫情包括 1998 年突尼斯，2000 年埃及，2003 年英国和南非，2004 年阿根廷、加拿大、克罗地亚、丹麦、法国、德国、希腊、匈牙利、爱尔兰、意大利、瑞典、英国和美国。从 2004 年开始，世界各地马流感疫情的病原体为美洲系 H3N8 亚型 EIV（OIE EquiFluNet，www. equiflunet. org. uk）。

2000 年后，世界上主要流行的毒株均为美洲系马流感病毒，通过进一步划分进化关系，美洲型马流感病毒继续分为肯塔基亚系、佛罗里达亚系、阿根廷亚系，其发病规律如表 3 - 1。

表 3 - 1　2000 年后美洲系马流感病毒流行特点

亚系名称	流行地区和流行时间
肯塔基亚系	英国 2000、美国 2000
阿根廷亚系	智利 2006、阿根廷
佛罗里达亚系 clade Ⅰ	日本 2007—2009，澳大利亚 2007，英国 2003—2009，美国 2003—2009，爱尔兰 2007，克罗地亚 2004，法国，波兰 2006，加拿大 2001—2006，南非 2003，埃及 2008
佛罗里达亚系 clade Ⅱ	英国 2003—2015，爱尔兰 2009，美国 2006—2015，中国 2007—2015，印度 2008—2009，意大利 2003—2005，蒙古 2008

二、宿主和传播途径

通常，感染不同宿主的 A 型流感病毒存在一定差异，目前所知某些感染鸟和猪的流感病毒也可以感染人或其他动物。而感染马的流感病毒与其他动物流感相比较，具有更严格的宿主特异性，目前只发现 2000 年的一项研究显示，在一个马场马流感病毒由患病马传播到犬体内，这可能是由于一些犬以马产品为食感染，这些突变的流感病毒适应了新的宿主，并且能够在犬之间传播，并引起致病。

截至 2014 年，除了冰岛、新西兰，世界各地都有马流感发生。而与马疱疹病毒截然不同的是，EIV 不会长期潜伏在亚临床感染马体内，因此，畜群中不会存在流感病毒长期持续性的传播。

流感病毒容易变异。因此，不同物种宿主中发现的流感病毒可能引起新的感染，这多见于禽类。然而 2007 年，北美洲和英国曾经报道 H3N8 亚型 EIV 导致赛犬发生呼吸系统疾病（Crawford，2005）。

EIV 的传播是通过气雾、风、鼻对鼻接触以及沾染病毒的蹄钉、毛刷、器械、水、食物或人。EIV 比较脆弱，容易被热、冷、干燥、消毒剂等因素杀死。

EIV 的感染期为 1～3 d，感染后 24 h 开始，病毒可以通过鼻腔分泌物等散发。在马群中病毒的散发可持续 7～10 d。需要注意的是，免疫马和曾经暴露于病毒中的马很可能也会感染 EIV 并呈亚临床状态，可以瞬时传播病毒，而且，这一类短时阴性感染 EIV 的马匹比较难以检查，从而对健康马形成巨大威胁。一旦亚临床症状感染马（subclinically infected horses）进入了易感马群（易感马群，过去从未发现 EIV 感染病例的马群），极易引起马流感暴发。

任何年龄、性别、不同畜群或季节都可能发生 EIV 感染。在寒冷的季节发病更多，主要的原因是在寒冷的季节，大量马匹往往被聚集在一起饲养，大大增加了病毒传播和接触宿主的机会。尤其在圈舍通风不良的情况下，发病概率会更加提高。刚免疫过的马驹（young immunologically inexperi-enced horses）和未免疫马（unvaccinated horses）均是 EIV 易感对象。在赛马或马匹展示季（race/show season）时，由于大量小马（young horses）、初免马匹（frequently immunologically naive horses）聚集在一起，往往可能增加 EIV 传播的速度。即使这些小马是免疫过的，但是，由于交通运输、表演、面对众多陌生马等压力，也会使小马被 EIV 感染。

在某些易感马群（susceptible populations），EIV 感染率能达到100%，但是致死率一般较低。1989 年，中国吉林株造成过较高的死亡率，但该毒株随后消失，而且后续研究表明，后续的细菌继发感染也是该次疫情死亡率较高的重要原因之一。该例毒株是唯一一次在马体分离到近似禽源的流感毒株，其特征有待进一步研究（Webster，1991）。

第二节　世界马流感的流行情况

2007 年 8 月以前，马流感一直在欧洲（冰岛除外）和美洲流行，由于高水平免疫接种，尽管经常有零星的暴发，但影响一般较小。几次比较严重的疫情发生在南非（1986 和 2003）、印度（1987）、中国香港（1992）、迪拜（1995）和菲律宾（1997）。这几次疫情都是由于进口了亚临床感染马流感病毒的马匹引起，而这些马都是通过空运到港，但是没有严格进行入境检疫程序（Mumford，1998）。几次疫情都是发生在大型赛马或展会期间，引发了较大的公众影响。几次著名的案例有：

1. **南非 1986 年疫情**　南非 1986 年疫情始于从美国进口的 6 匹马，这些马在抵达约翰内斯堡国际机场进行检疫时被感染。原因是这些美国马到达机场 3 d 后，有 2 匹刚免疫过的马从英国抵达约翰内斯堡国际机场，两批马在机场没有严格执行"全进全出"原则，而是在检疫区发生了接触。这 2 匹免疫过的马实际上是处于亚临床症状的马流感病毒感染马。运输这些马的车辆、器械也没有严格消毒，又继续用于当地各个马场之间马匹的运输。更严重的是，治疗过发病马的赛马场也没有随后进行严格的消毒。最终导致马流感蔓延。

2. **南非 2003 年疫情**　这次疫情也是由进口马匹引起。当时，有数匹来自美国、英国等地的马匹空运至南非。病毒传播主要是间接通过人、车辆或设备：①运输马匹的车辆和隔离检疫场；②隔离检疫时，马匹没有严格分离，而且，兽医师没有严格按照生物安全要求进行操作。另外，一些进口马匹虽然进行了疫苗接种，但是，接种的疫苗株不含本次流行的毒株，没有能够完全保护，导致病毒传播。

3. **印度 1987 年疫情**　1987 年 1 月，由法国空运至印度北部的马匹引发了本次疫情。原因是运输前没有发现潜伏感染的马匹，而且到达后也没有进行隔离检疫。

4. **中国香港 1992 年疫情**　1992 年 11 月，中国香港发生马流感疫情，源于 10 月从英国和爱尔兰进口的感染马。这些马没有执行政府规定的隔离检疫制度，只是在皇家马术俱乐部进行了 14 d 的单独饲养，随即便混入了当地马圈。随后，也没有认真检查马圈情况。当时，这些马也没有执行"全进全出"的检疫策略，一部分马还处于隔离检疫期时，而其中的一部分马就先解除了隔离，随后诱发疫情。

第三节　中国马流感流行情况

我国一直以来都是马流感的高发区。自新中国成立以来我国共发生

5 次 EI 疫情，尤其是从 1974—1994 年历经的三次 EI 大流行（杨建德等，2003），使我国的养马业持续受到影响。2007—2008 年，我国再次暴发 EI 大流行，给我国的养马业及即将兴起的赛马业以沉重的打击。疫情首先在新疆暴发，随后蔓延至全国各地，流行范围广泛（郭巍等，2008；黄文强等，2010；李雪峰等，2009；Qi 等，2010）。2007 年从新疆富蕴县暴发 EI 的病马中分离到一株 H3N8 亚型 EIV，命名为 A/e-quine/Xinjiang/3/07（H3N8）（XJ07）（郭巍等，2008）。该毒株血凝素（hemagglutinin，HA）基因的同源性分析发现，与 1994 年从我国青海省分离到的 A/equine/Qinghai/1/94（H3N8）株同源性只有 94.4%，而与 A/equine/Kentucky/1/02（H3N8）株同源性高达 98.1%。遗传进化分析显示，与 1994 年青海株有所不同，XJ07 属于美洲谱系。这预示着我国此次暴发的 EI 疫情，病原可能是来自其他国家。最近一次于 2011 年 8 月份发生在我国贵州省，在第九届全国少数民族传统体育运动会马术竞赛前暴发了 EI 疫情，分离的毒株均属于美洲谱系。自 1974 年我国首次暴发 EI 以来，除了海南、台湾和福建不曾有文献报道外，我国 EI 的分布几乎遍及大江南北（图 3-1）。

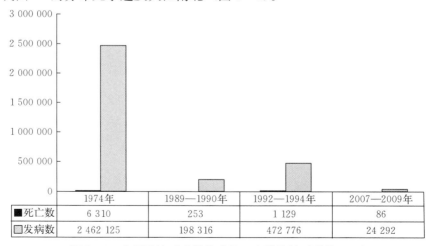

	1974年	1989—1990年	1992—1994年	2007—2009年
■死亡数	6 310	253	1 129	86
□发病数	2 462 125	198 316	472 776	24 292

图 3-1　中国马流感疫情发病及死亡数统计（单位：匹）

（相文华）

参考文献

郭巍，闫妍，王英原，等 .2008. 新疆地区一株马流感病毒的分离及鉴定 ［J］. 中国预防兽医学报（8）：584 – 586.

黄文强，郭巍，赵立平，等 .2010. 湖北株 H3N8 亚型马流感病毒 HA 基因的序列测定及其 HA 蛋白遗传特性分析 ［J］. 中国兽医学报（5）：612 – 614.

杨建德，相文华，薛飞，等 .2003. 我国 H3N8 马流感病毒血凝素基因分子进化树的分析 ［J］. 中国生物工程杂志（6）：76 – 78.

Burrows R.，Denyer M. 1982. Antigenic properties of some equine influenza viruses ［J］. Arch. Virol（73）：15 – 24.

Burrows R.，Denyer M.，Goodridge D.. 1981. Hamilton F. Field and laboratory studies of equine influenza viruses isolated in 1979 ［J］. Vet. Rec.（109）：353 – 356.

Christine Myers，BVSc，W. David Wilson. 2006. Equine Influenza Virus ［J］. Clinical Techniques in equine practice，5（3）：187 – 196.

Crawford P. C.，Dubovi E. J.，Castleman W. L.，et al. 2005. Transmission of e-quine influenza virus to dogs ［J］. Science（310）：482 – 485.

Guo Y.，Wang M.，Kawaoka Y.，et al. 1992. Characterization of a new avian – like influenza A virus from horses in China ［J］. Virology（188）：245 – 255.

Guo Y.，Wang M.，Zhang G – S.，et al. 1995. Seroepidemiological and molecular evidence for the presence of two H3N8 equine influenza viruses in China in 1993 – 1994 ［J］. J. Gen. Virol（76）：2009 – 2014.

Guo Y.，Wang M.，Zheng S.，et al. 1991. Aetiologic study on an influenzalike epidemic in horses in China ［J］. Acta Virol（35）：190 – 195.

Hinshaw V. S.，Naeve C. W.，Webster R. G.，et al. 1983. Analysis of antigenic variation in equine 2 influenza A viruses，Bull ［J］. World Health Organ（61）：153 – 158.

Janet M. Daly，J. Richard Newton，Jennifer A. Mumford. 2004. Current perspectives on control of equine influenza [J]. Vet. Res. (35): 411 - 423

Klingeborn B. , Rockborn G. , Dinter Z. . 1980. Significant antigenic drift within the influenza equi 2 subtype in Sweden [J]. Vet. Rec (106): 363 - 364.

Lai A. C. , Chambers T. M. , Holland R. E. Jr, et al. 2001. Diverged evolution of recent equine - 2 influenza (H3N8) viruses in the Western Hemisphere [J]. Arch Virol (146): 1063 - 1074.

Livesay G. J. , O'Neill T. , Hannant D. , et al. 1993. The outbreak of equine influenza (H3N8) in the United Kingdom in 1989: diagnostic use of an antigen capture ELISA [J]. Vet. Rec (133): 515 - 519.

Plateau E. , Crucière C. , Virat J. , et al. 1979. Grippe équine: isolement, caractérisation et étude sérologique dans divers foyers au cours de l'épizootie 1978 - 1979 [J]. Bull. Acad. Vet. Fr (52): 189 - 194.

Powell D. G. , Burrows R. , Spooner P. , et al. 1977. Field observations on influenza vaccination among horses in Britain, 1971 - 1976 [J]. Dev. Biol. Stand (39): 347 - 352.

Powell D. G. , Watkins K. L. , Li P. H. , et al. 1995. Outbreak of equine influenza among horses in Hong Kong during 1992 [J]. Vet. Rec (136): 531 - 536.

Qi T. , Guo W. , Huang W. , et al. 2010. Isolation and genetic characterization of H3N8 equine influenza virus from donkeys in China [J]. Veterinary Microbiology, 144 (3 - 4): 455 - 460.

Qi T. , Guo W. , Huang W. Q. , et al. 2010. Genetic evolution of equine influenza viruses isolated in China [J]. Archives Virology, 155 (9): 1425 - 1432.

Rouse B. T. , Ditchfield W. J. B. . 1970. The response of ponies to Myxovirus influenzae A - equi 2 I. Serum and nasal antibody titres following exposure [J]. Can. J. Comp. Med (34): 1 - 6.

Scholtens R. G. , Steele J. H. . 1964. U. S. epizootic of equine influenza, 1963: epizootiology, Public Health Rep [J]. Washington (79): 393 - 398.

Sovinová O. , Tumová B. , Pouska F. , et al. 1958. Isolation of a virus causing respiratory disease in horses [J]. Acta Virol, (2): 51 - 61.

Van Oirschot J. T. , Masurel N. , Huffels A. D. N. H. , et al. 1981. Equine influenza in the Netherlands during the winter of 1978 – 1979；antigenic drift of the A – equi 2 virus ［J］. Vet. Q. （3）：81 – 84.

Webster R. G. ，Yuanji G. . 1991. New influenza virus in horses ［J］. Nature （351）：527.

第四章

临床症状及病理变化

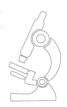

第一节　临床症状

　　马流感病毒感染初期的临床症状包括发热、嗜睡、厌食，随后伴随特征性的急促无规律咳嗽，体温升高到 39.1～41.7 ℃。在没有其他病原微生物协同或继发感染的情况下，这些临床症状会持续 1～5 d。在此期间，马流感病毒会迅速传播给临近的马属动物。炎症和感染会引起被感染的马匹在饮食过程中，尤其是当食物是粉末状时，咳嗽或呕吐。外力夹马的喉咙和气管容易导致阵发性咳嗽。咳嗽是马流感病毒流行时病马主要的临床症状，但也不一定总存在，当马流感疫情开始流行时，发病马咳嗽会持续 1～3 周，而当马逐渐康复时，病马咳嗽的频率会逐渐减少。通过用听诊器对发病马匹胸部进行听诊能够听到病马呼气和吸气时肺泡声强度增加。其他临床症状可能包括严重的或轻微的黏液状鼻涕流出、流眼泪，下颌淋巴结触痛敏感但很少肿大、鼻黏膜和眼结膜充血、呼吸急促、心跳过快、四肢水肿、肌肉疼痛和僵硬。

　　如果马匹受到马流感病毒严重感染，或者继发细菌感染会表现鼻孔扩展，发病马努力增强呼吸，当听诊胸部时有湿啰音和喘息音，患马精神沉郁，不愿意运动。马驹和年幼马可能形成严重的、迅速渐进性肺炎而导致幼驹死亡。发热超过 5 d 或者形成脓液性的鼻腔分泌物表明已经继发细菌感染。临床症状的严重程度可能与暴露于流感病毒的剂量、感染毒株的毒力、机体的免疫状态、以前是否经历过自然感染或疫苗免疫、疫苗使用的类型、感染毒株和疫苗株的相似程度有关。

　　当妊娠母马感染流感后疾病严重或者发热，但病毒没有入侵胎儿时，妊娠母马有可能发生流产或少数胎儿发生溶解。少数情况下能够观察到病毒心肌炎，能够导致心动过快、心电图异常、心率异常，如心房颤动。发生心肌炎的马匹往往发热、精神沉郁、不愿运动，并且在严重的病例中可能形成心脏瓣膜不全和充血性心力衰竭。1989 年，中国吉林发生禽源 H3N8 亚型马流感病毒，其临床特征除了肺炎外，还有其特殊的临床特征——肠炎。免疫马可能有轻微的临床症状，也可能没有；呼吸道分泌物可能与其他疾病的分泌物区分不开。免疫的赛马如果感染马流感病毒，会导致赛马比赛性能下降、咳嗽、流鼻涕等症状。

第二节 病理变化

（一）眼观病理变化

病马常表现为结膜潮红、水肿、外翻，呈砖红色或淡黄色，常出现角膜混浊。上呼吸道黏膜充血、水肿和渗出，上皮细胞脱落与局灶性糜烂。头、颈部淋巴结肿大，肺脏充血、水肿，扩张不全。其他内脏一般无明显眼观病变。若病马继发细菌性感染，则可见后头周围、胸部、腹下、肢体皮下呈胶样浸润与全身淋巴结肿大。胸腔经常充满液体与并发胸膜炎，偶见腹腔积液。肺尖叶、心叶、膈叶下部可见大小不等的暗红色或灰褐色实变区，支气管内有黏膜、脓性渗出物。肠黏膜附着黏稠渗出物、黏膜潮红，有大小不等的出血点。

（二）显微病理变化

鼻黏膜表现为小动脉管壁疏松，管腔扩张、内充满大量的红细胞，有的管腔内有血浆。鼻黏膜上皮细胞纤维脱落，并且伴有上皮细胞变性和坏死。固有层淋巴细胞增生成结节状，腺体管腔内有粉红色丝状分泌物，部分腺上皮发生变性、坏死和脱落。气管表现为充血、瘀血和水肿；固有层和黏膜层有少量出血。黏膜上皮细胞纤维脱落，上皮细胞发生空泡样变性、坏死与脱落。肺脏表现为急性支气管间质性肺炎。支气管、细支气管管腔和肺泡腔内有大量红染的浆液、少量纤维素与大量中性粒细胞渗出，并见少量巨噬细胞、淋巴细胞及脱落的上皮细胞核细胞坏死的崩解产物。有的血管和支气管周围还有明显的淋巴细胞、浆细胞和巨噬细胞浸润，肺泡上皮细胞增生。肺被膜下和肺小叶间充血、水肿，间质增宽，并有中性粒细胞、巨噬细胞为主的炎性细胞浸润；肺泡间隔增厚，以肺泡上皮细胞、中性粒细胞及淋巴细胞增生为主。小血管与毛细血管充血、瘀血，并且一些肺泡壁内还有红细胞渗出。有的肺泡扩张，融合，呈囊泡状。此外，还有一些肺泡塌陷呈肺萎缩。

参考文献

丁旭娜，刘月焕，王凤龙，等 . 2010. H3N8 亚型马流感病毒人工感染马的病理学观察及抗原定位 ［J］. 中国兽医科学：801 - 806.

沈宗云，单春林，易明周，等 . 1995. 马流感的临床症状与病理变化 ［J］. 云南畜牧兽医：22 - 23.

Chambers T. M. . 2014. A brief introduction to equine influenza and equine influenza viruses ［J］. Methods Mol Biol，1161：365 - 370.

Dups J. N. ，Morton J. M. ，Anthony N. D. ，et al. 2011. Clinical signs of equine influenza in a closed population of horses at a 3 - day event in southern Queensland，Australia ［J］. Aust Vet J. ，89（1）：17 - 18.

Gilkerson JR. Equine influenza in Australia：a clinical overview ［J］. Aust Vet J 2011；89 Suppl 1：11 - 13.

Kannegieter N. J. ，Frogley A. ，Crispe E. ，et al. 2011. Clinical outcomes and virology of equine influenza in a naive population and in horses infected soon after receiving one dose of vaccine [J]. Aust Vet J.，89（1）：139 – 142.

Martella V.，Elia G.，Decaro N.，et al. 2007. An outbreak of equine influenza virus in vaccinated horses in Italy is due to an H3N8 strain closely related to recent North American representatives of the Florida sub – lineage [J]. Vet Microbiol，121：56 – 63.

Powell D. G.，Watkins K. L.，Li P. H.，et al. 1995. Outbreak of equine influenza among horses in Hong Kong during 1992 [J]. Vet Rec.，136：531 – 536.

Wong D.. 2011. Equine influenza：a clinical perspective in Centennial Parklands Equestrian Centre [J]. Aust Vet J.，89（1）：15 – 16.

第五章

诊　　断

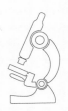

第一节 **临床诊断**

　　流感的传播极快。因此，兽医必须在疑似感染时尽快采取措施，以防止疫病暴发。第一要务是对感染马进行快速诊断和病原分离。临床症状（发热、抑郁、刺耳的咳嗽、鼻分泌物）与"马的历史"结合分析，对判断马流感感染至关重要。所谓的"马的历史"是指：预防接种状况、发病马年龄、马的旅行和稳定情况（即马近期的迁徙情况）以及马匹近期的暴露情况（如引进新马匹、进入新马群、参加比赛与展览等）。

一、血常规诊断

　　在发病的早期阶段，全血细胞计数可显示轻度至中度小细胞低色素性贫血、中度至明显的白细胞减少症，持续 1～5 d；还会出现单核细胞增多症。在第 3～7 d，会出现伴有温和的中性粒细胞增多症，并且越来越明显，并可能继发细菌感染。除个别严重感染案例和继发细菌感染的情况以外，纤维蛋白原水平一般在正常范围内。如果发现感染马的纤维蛋白原升高，则必须进行更深入的诊断和治疗。血清淀粉样蛋白是一个敏感的炎性标志物，感染后 48 h 会显著升高，11～22 d 降回到基本水平。血清淀粉样蛋白水平与感染的严重性密切相关（Hulten，1999）。血液生化指标不应异常，除非感染动物发生并发症，如脱水和食欲不振导致的电解质紊乱和胆红素浓度增加。发展成肌炎的感染马会出现中度到明显的肌酶、肌酸激酶、天门冬氨酸氨基转移酶与乳酸脱氢酶浓度增加。这类受影响的感染马经常出现肌肉僵硬或疼痛，如果强迫运动，可能发展成严重的横纹肌溶解症、肌红蛋白尿和心肌炎。

二、临床症状诊断

早期临床症状（initial clinical signs）包括发热，嗜睡和食欲减退，随后不久出现重复性干咳。发热体温 38.9 ℃ 以上。如无并发症发生，这些症状可持续 1～5 d，在此期间，病毒会在马群中迅速传播。呼吸道炎症会使病马在进食时咳嗽或噎食，如果草料较脏，将更严重地影响病马进食。EIV 感染马的喉部和气管受到食物挤压会引发咳嗽，咳嗽是流感的一个显著症状，但并不是发病马都会出现咳嗽的症状。一旦出现咳嗽，可能会持续 1～3 周，随着马匹的恢复而频率递减。胸部听诊可听到吸气和呼气支气管肺泡声音密度渐强。其他症状还包括或轻或重的黏液性鼻涕、溢泪、颌下淋巴结轻微肿大、鼻腔充血和结膜充血、呼吸急促、心动过速、肢体浮肿与肌肉酸痛和僵硬。

病毒严重感染或出现继发细菌感染的马匹会出现鼻孔耀斑、呼吸费力，胸部听诊可见爆裂声和呼哧呼哧的声音，焦虑、不愿移动等症状。马驹和年轻马可发展为严重的急进型肺炎，可能致命。如果发热超过 5 d 或产生黏液脓性鼻涕，表明感染马可能出现继发细菌感染。临床症状的强度取决于几个因素：暴露的病毒量、流行株毒力、马匹的特异性免疫水平（前次暴露于病毒的情况或免疫情况，使用的疫苗株与感染毒株的同源性）。

由于病症严重或发热可引起孕马终止妊娠或流产，但并不是由病毒侵入胎盘引起的。少数病马会出现病毒性心肌炎，并导致心动过速、心率失常。发生心肌炎的马匹会出现以下症状：发热、抑郁、不耐运动等，严重的可能发展瓣膜关闭不全和充血性心脏衰竭。1989 年中国吉林株引起的疫病曾出现特殊的临床症状，如肠炎、肺炎。部分免疫马感染后可现轻微或无临床症状，表现出的呼吸系统症状无法与其他呼吸性疾病区分。疫情发生时，马主对免疫过的赛马通报的情况通常是不发病，出现临床症状的有咳嗽、流鼻涕等（Mumford，1990）。

　　表现出临床症状的马需要采集鼻咽拭子。一匹非免疫马在感染病毒的 4～10 d 将会通过呼吸道分泌物散发大量的病毒，而以前通过免疫或自然感染接触过病毒抗原的马匹散发病毒量就小很多（Van，2002）。因此，从非免疫马采集的鼻咽拭子分离病毒并确诊的概率更高。采集鼻拭子最理想的状态是，出现发热后 24 h 采集，并在采集的鼻咽分泌物中包含黏膜细胞。在黏膜细胞中病毒浓度最高。鼻拭子需要放在含有小牛血清和抗生素的运输液中。如果不能及时检测鼻拭子，最好在 24 h 内冷藏送到实验室，如果超过 24 h，则须冷冻保存。

第二节　实验室诊断

　　根据流行情况和典型临床症状，一般可做出初步诊断，进一步确诊需要进行实验室诊断。实验室诊断主要包括血清学诊断和病原学诊断。

　　目前，广泛应用的血清学试验有血凝抑制试验（HI）和单向辐射溶血试验（single radial hemolysis，SRH），这两种方法也是 OIE 马流感参考实验室指定的方法，有标准的操作步骤。此外，近年来随着免疫

学及分子生物学研究的快速发展，也出现一些用于快速诊断马流感的
方法。

1. **血凝抑制试验**　血凝抑制试验（HI）是相对于血凝试验而言的，
某些病毒或病毒的血凝素能选择性地使某种动物的红细胞发生凝集，这
种凝集红细胞的现象称为血凝（HA）。当病毒的悬液中加入特异性的
抗体，且这种抗体的量足以抑制病毒颗粒或其血凝素时，则红细胞表面
的受体就不能与病毒颗粒或血凝素直接接触，这时红细胞的凝集现象就
被抑制，称为红细胞凝集抑制（HI）反应，也称血凝抑制反应。对于
马流感病毒而言，它可以凝集鸡的红细胞，通过 HI 试验可实现对马流
感特异性抗体的检测。

由于一过性感染和疫苗免疫后动物机体都会有抗体的产生，所以需
要在 2 周内先后采集病马急性期和恢复期的双份血清，分别进行 HI 试
验，比较病毒特异性抗体是否有明显的增长，如果抗体滴度升高 4 倍，
即判定有病毒感染的存在。

本试验详情见本书《附录二　马流感病毒抗体的血凝抑制试验标准
流程》。

2. **单向辐射溶血试验**　该方法利用病毒抗原与红细胞结合物制成
琼脂糖平板，通过在琼脂糖上打孔的方式，加入待检血清，如果血清中
含有针对病毒抗原特异性的抗体，该抗体可以与平板中的补体共同作
用，使病毒抗原包被的红细胞发生溶解，并在孔周围出现明显的溶血
带，溶血带的大小与血清样品中流感病毒抗体水平成正比。SRH 用来
标定血清中抗体浓度的准确度高于 HI 试验，其特点是敏感性高、重复
性好，不易误判。由于该方法操作复杂，内部质控要素较多，至今在我
国未见有应用该技术的报道。

OIE 指定的标准 SRH 操作方法如下所述：

（1）8％羊血细胞的制备　采集 5 mL 羊血，储存在阿氏液中，用
生理盐水洗 3 次，每次 2 000 r/min，10 min，最后悬浮在 1 mL 生理盐
水中，检测羊血细胞的红细胞压积，最终将红细胞稀释到 8％的浓度。

（2）试验仪器和耗材的准备　设置 43、60 和 37 ℃的水浴或温箱；BSA 生理盐水溶液；氯化铬工作液；分装 SRHPBS，100 mL/管；37 ℃温箱预热 9 cm 直径的平板和 10 mL 吸管；43 ℃水浴预温 50 mL 离心管，尽量让 2/3 的管体浸在水浴中。

（3）致敏红细胞的制备　向 8％羊红细胞中加入病毒抗原，室温放置 10 min，加入氯化铬工作液，室温作用 5 min。然后 1 500 r/min 4 ℃离心 5 min，弃去上清，用 BSA 生理盐水洗 2 次，每次用 10 mL。最后将羊红细胞悬浮在 1 mL 的 SRHPBS 中获得致敏红细胞。测定红细胞压积，最终将红细胞稀释到 8％的浓度，即 8％致敏红细胞。

（4）血琼脂平板的制备　首先高压灭菌 1％琼脂糖，依次放入60 ℃和 43 ℃水浴中逐步降温；取 13 mL 1％琼脂糖和 1.5 mL 8％致敏红细胞加入到 43 ℃预温的 50 mL 离心管中（以未致敏的红细胞作为对照），盖紧盖子，上下颠倒轻轻混匀，然后加入 0.5 mL 未稀释的 guinea‐pig serum（含有补体），再次上下颠倒轻轻混匀，最后全部倾倒在预热的 9 cm平板中，室温放置 5 min 以便琼脂凝固。最后将制备好的血琼脂平板放于 4 ℃冰箱备用。

（5）打孔　在血琼脂板上均匀打 10 个 3 mm 的小孔，分别标注上 1～10，其中，9 和 10 号分别为阴性血清和标准阳性血清对照。

（6）血清的处理　将待检血清、阴性对照血清和 EDQM 标准阳性血清分别于 56 ℃水浴中灭活 30 min。

（7）检测　分别取 10 μL 血清加入到打好的圆孔中，最后将平板放入湿盒中，34 ℃培养20～24 h后，测量溶血环的直径，通过与阳性对照进行比对，判定结果（图 5‐1）。

3. 马流感快速诊断方法——间接 ELISA　ELISA 方法简便、快速、敏感、特异，适用于大规模的马流感流行病毒调查。间接 ELISA 是测定抗体最常用的方法，属非竞争结合试验。其基本原理是将抗原固定到固相载体上，样品中受检抗体与之结合形成固相抗原-受检抗体复合体，再用酶标记抗抗体与固相免疫复合体中的抗体结合形成固相抗原-受检

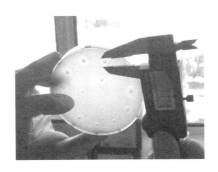

图 5-1 溶血环检测示例

抗体-酶标记抗抗体复合体，加底物后测定其显色程度，确定受检抗体含量。

ELISA 检测马流感抗体技术发展迅速，Denyer 等（Denyer S.，1984）建立的 H7N7 和 H3N8 亚型 EIV 的 ELISA，其精确度要高于血凝抑制试验和单向辐射溶血试验；Ozaki 等（Ozaki H，2001）建立的可鉴别 EIV 自然感染马匹和疫苗免疫马匹 ELISA 检测方法，主要针对 EIV 非结构蛋白（NS1）抗体。在我国，相继建立了 A/equine/Miami/1/63（H3N8）毒株和 A/equine/Xinjiang/3/07（H3N8）毒株的间接 ELISA 方法（郭巍，2010），以及使用 A/equine/Beijing/1/74（H7N7）毒株建立了检测 H7N7 亚型的间接 ELISA 方法。与 HI 试验的符合率为 95.8%，敏感性略高。间接 ELISA 可以敏感快速检验大量马流感血清样本，而马流感 HA－HI 检测方法与间接 ELISA 方法相比，更加适用于基层。王英原（2009）对比两种方法，对我国马流感的检测及诊断试剂的研制提供了重要参考。

郭巍等建立的间接 ELISA 方法如下所述：

（1）采用 7 μg/mL 蔗糖密度梯度离心纯化的病毒抗原进行包被，4 ℃过夜。

（2）利用 5% 脱脂乳进行封闭，37 ℃作用 1 h。PBST 洗 3 次，每次 5 分钟。

（3）加入 100 倍稀释的待检样本血清，以阳性血清和阴性血清作为对照。37 ℃作用 1.5 h。PBST 洗 3 次，每次 5 min。

（4）加入 10 000 倍稀释的抗马酶标二抗，37 ℃作用 1 h。

（5）100 μL/well TMB 底物室温显色 10 min。

（6）50 μL/well 2 mol/L H_2SO_4 终止。OD_{450} 值在 0.25 以上判定为阳性，介于 0.21～0.25 判定为疑似，在 0.2 以下为阴性。

4. Direetigen FLU－A（DFA）试剂盒　DFA 试验是一种用于检测人流感的商业性试剂盒，但经证明也可用于马流感的诊断（Chambers 等，1994）。该试验是一种根据 A 型流感病毒核蛋白与抗核蛋白鼠单克隆抗体结合的膜酶免疫测定法，15 min 即可获得结果。在该试验中，于膜中心出现一紫色斑点表明为有效试验。围绕斑点出现一紫色三角形为阳性试验结果。试验结果记分为 O（没有三角），1＋（可看出三角形的轮廓），2＋（清楚的三角形），3＋（特别清楚的三角形）。试剂盒对阳性对照样品显示为 1＋～2＋。经对试验和野外感染马的鼻咽拭子的对比检测表明，此试验具有很高的敏感性、特异性和检出率，并可在马匹运输的筛选中起作用。

5. 单向辐射免疫扩散试验　单向辐射免疫扩散试验（single radial immuno diffusion，SRD）是一种可靠的体外效力试验，用于检测马流感疫苗中 HA 的免疫活性。1983 年，Wood 等用此方法来标化马流感灭活苗。

二、病原学诊断

1. 病毒分离　在实验室诊断中，病毒的分离鉴定是病原学检查的"黄金标准"。常采用细胞培养和鸡胚培养的方法进行病毒的分离，尤其常选用鸡胚分离马流感病毒的方法（褚桂芳等，1995）。近年来有学者研究用鸡胚和 MDCK 细胞分离 H3N8 病毒进行比较试验，结果表明 MDCK 能选择性地分离出临床样品中并不代表优势病毒株的变异毒株，有时从 MDCK 细胞上能分离到的病毒，如改用鸡胚却分不到病毒。因此，建议两者都应该使用。

病毒分离的样品来源包括鼻咽拭子或鼻、气管冲洗物以及病马的脏器组织，病毒的分离很大程度上依赖于从病马采集样品的时间、质量、储存和运输等情况，要尽可能采集发热 3~5 d 的病马鼻拭子浸液，加含有双抗的 40%甘油磷酸缓冲液或含 2%胰蛋白酶的磷酸盐肉汤等，经适当处理后接种 9~11 日龄 SPF 鸡胚，收取尿囊液测定 HA 滴度，将呈 HA 阳性的样品进行定型后，再作倍比稀释接种鸡胚，选取 HA 滴度高的样品作为种毒保存。若无 HA，将所有样品尿囊液收集一起，再盲传，至第 5 代仍为阴性，则判定为阴性。

在使用 Madin - Darby 犬肾细胞系（MDCK）等细胞分离马流感病毒时，程序烦琐。尤其对当前流行的 H3N8 亚型马流感病毒比较难于分离，而使之敏感性不高。需要注意的是，由于流感病毒对易感宿主，包括鸡胚和细胞培养物均具有高度接触传染性，在处理感染性细胞培养物或鸡胚时应小心，防止出现意外的交叉污染。中国农业科学院哈尔滨兽医研究所马病研究组采用鸡胚分离病毒的方法于 2007—2008 年间从新疆等地分离到 10 多株马流感病毒，表明马流感流行时用鸡胚分离病毒是比较可靠的方法（郭巍，2008）。

2. **酶联免疫吸附试验** 酶联免疫吸附试验（ELISA）是在免疫酶技术（immunoenzymatic techniques）的基础上发展起来的一种新型的免疫诊断技术（朱关福，1979）。最初是在 1971 年由瑞典学者 Engvail 和 Perlmann、荷兰学者 Van Weerman 和 Schuurs 报道的一项新研究结果。ELISA 已适用到多种病原微生物所引起的寄生虫病、非传染病及传染病等方面的免疫诊断。目前，ELISA 已成功应用于大分子以及小分子抗原的定量测定（尤敏霞，2009；仲乃琴，1998；王虹，2001）。ELISA 法所具有的快速、简单、特异、灵敏、稳定及易于自动化操作等优点，使 ELISA 适合于体液（血清）、排泄物（尿液、粪便）和分泌物（唾液）等样品流行病学调查（孙太凡，2010；李纯玲，2005）。ELISA 法的基础是固相化的抗原或抗体以及酶标记的抗原或抗体都能保持其免疫学活性，同时酶标记的抗原或抗体保留酶的活性。加入待测样品后，与固相化的抗原或抗体发生反应，然后对反应体系进行洗涤，洗掉缓冲液中的其他物质。再加入酶标记的抗原或抗体后与结合在固相载体上的抗体或抗原发生结合，同时结合在固相上的酶量与样品中受检物质（抗原或抗体）的量成一定的比例。加入酶反应的底物后被酶催化水解或氧化还原反应而成为有色产物，产物的量与样品中受检物质的量具有相关性，所生成有色产物的颜色深浅与欲测得抗原或抗体含量成正比，这种颜色深浅可用肉眼观察，最后用分光光度计（酶标仪）进行测定确定其 OD 值，故在一定范围内可根据颜色的深浅进行定性或定量分析。由于酶的催化效率很高，间接地放大了免疫反应的结果，使测定方法达到很高的敏感度。

（1）抗原捕捉 ELISA　在无分离病毒的条件下，可采用该方法。其原理是采用核蛋白（NP）单克隆抗体进行抗原捕捉 ELISA，直接检测鼻腔分泌物中的马流感病毒抗原，可达到快速提供诊断结果的目的。尤其对不同时期感染马的病料中的病原，甚至对流感病毒已死亡的陈旧病料也有一定的检出率。该方法是 OIE 推荐的检测马流感病毒方法之一。美国 Becton Dickinson 公司针对马流感病毒核蛋白设计的膜酶联免疫吸附试验已经开发出用于马流感病毒诊断的 DFA 诊断试纸条（Directigen Flu A Test Kit），与传统的 ELISA 相比不同之处在于将固相载体聚苯乙烯微量滴定板用固相基质膜代替用以吸附抗体，无需特殊仪器设备，检测结果以在试纸条中央出现可视化紫色三角区为阳性。该方法操作便捷、特异性好、检测迅速，只需 15 min，更适用于现场检测。2004 年 Michelle Quinlivan 等将 DFA 试验检测方法与病毒分离（VI）的检测方法进行比较，在马匹发病早期和发病晚期 DFA 的检出率低于病毒分离，DFA 试验更适用于马感染高峰期的检测（王英原，2009）。

（2）双抗体夹心 ELISA 测抗原　双抗体夹心 ELISA 测抗原（又称抗原捕捉 ELISA，AC - ELISA）属于非竞争结合测定，是 OIE 指定的检测 EIV 方法之一。其工作原理是利用固相化的抗体和酶标抗体分别与受检抗原分子上两个抗原决定簇结合，形成双抗体夹心的免疫复合物。由于反应系统中固相化的抗体和酶标抗体的量相对于受测抗原是过量的，因此，可检测范围内复合物的形成量与受测抗原的含量成正比。利用酶标仪测定复合物中的酶作用于加入的底物后生成的颜色深浅（OD 值），即可确定受测抗原含量。使用双抗体夹心 ELISA 测定 EIV 相当方便，现有的 EIV 抗原检测商品化试剂盒基本上都属于这种测定方法，但是在我国这种方法并未得到普及应用。最早 Cook 等（Cook RF，1988）学者建立了双抗体夹心 ELISA 检测 EIV，其中包被抗体为采用比较古老毒株制备的多克隆抗体，其中成分大部分针对较易变异的基因片段，如 *HA*、*NA* 等基因，所以 Cook 建立的双抗体夹心 ELISA 对近年流行 EIV 毒株检出率会大大降低。姬媛媛（Ji Y，2011）制备了抗 NP 单克隆抗体（简称抗 NP 单抗）和抗 NP 多克隆抗体（简称抗 NP 多抗）。选取单克隆抗体 2G11 分别与抗 NP 多抗建立了抗原捕捉 ELISA 方法，即以抗 NP 多抗为捕获抗体，抗 NP 单抗 2G11 为检测抗体的抗原捕捉 ELISA。此方法与马疱疹病毒 1/4 型（EHV1/4）、马乙型脑炎病毒（JEV）和马动脉炎病毒（EAV）进行交叉反应试验，均不发生反应，具有较高的特异性；并且与 H7N7 亚型 EIV 有交叉反应，对禽源性 A/Equine/Jilin/1989（H3N8）、欧洲系 A/Equine/Qinghai/1994（H3N8）和 A/Equine/Miami/1963（H3N8）都具有较高的敏感性。通过与常规的检测方法比较，发现其高敏感性、特异性，以及较好的重复性和稳定性，可将其运用于检测并定量马排泄物、鸡胚尿囊液及细胞培养物中的 EIV（Sumathy Velumania，2008）。在该项研究的基础上，朱超（2014）将 NP 蛋白在 0～250ng/mL 范围内进行稀释，在波长 450 nm 处的 OD 值与 NP 蛋白浓度成良好的线性关系，构建了定量 ELISA 标准曲线，建立了抗原捕捉定量 ELISA。

三、分子生物学诊断

病毒分离、血清学试验这些方法操作比较复杂，不能对病毒进行快速诊断，不利于马流感的及时有效防控。长期以来对本病确诊主要通过病毒分离和传统的血清学试验，而不表现临床症状的亚临床感染病例给本病的防治带来了很大的困难。特异性强、敏感性高、快速的诊断方法的建立和发展对于控制马流感至关重要。近年来随着免疫学以及分子生物学的迅猛发展，一些快速诊断马流感的方法建立和发展起来，对于本病的防控起到了推动作用。

1. **核酸杂交技术**　该技术是利用放射性核素或非放射性核素标记已知特异性核酸片段作为探针，检测标本中有相同序列的目的核酸，利用放射自显影等技术示踪，检测中常用的方法有斑点杂交、转印杂交、原位杂交等，近年来又发展了夹心杂交、分支 DNA 杂交等方法。该技术具有高灵敏度、高阳性检出率、稳定、重复性好和操作简便、省时等优点。但该技术一次只能检测一种已知病原体，从而降低了检测的效率。

2. PCR

（1）RT－PCR　RT－PCR 是近年来才应用于检测流感病毒的一种体外基因扩增技术，是将 RNA 的反转录（RT）和 cDNA 的聚合酶链式扩增（PCR）相结合的技术。首先经反转录酶的作用从 RNA 合成 cDNA，再以 cDNA 为模板，扩增合成目的片段。该技术灵敏，使DNA 能在数小时内呈指数增加，可以检测很低拷贝数的 DNA，广泛用于多种人兽病毒基因的检测和分子流行病学调查等。James C Dono-frio 等根据 A 型流感病毒 M 基因保守序列设计引物，除可检测马流感病毒外，还可用于其他 A 型流感病毒的检测。Michelle Quinlivan 等根据 NP 基因及 M 基因设计引物，针对 NP 基因进行一次性 PCR 及巢式PCR 检测，结果表明巢式 PCR 敏感性高于一次性 PCR，而针对 M 基因进行的一次性 PCR 检测结果显示其敏感性均高于前两者。中国农业科学院哈尔滨兽医研究所用建立的 H3N8 亚型马流感双重 PCR 检测方法，可同时检测 H7N7 亚型和 H3N8 亚型马流感，并用该技术证明了 2007—2008 年暴发的马流感疫情是由 H3N8 亚型引起的，且其敏感性好于鸡胚分离病毒方法。

本试验详情请见本书《附录三　马流感病毒双重 RT－PCR 检测方法》。

（2）荧光定量 PCR　该技术是在常规 PCR 基础上加入荧光标记探针来实现其定量功能的，已被应用于病原体测定、肿瘤基因检测、免疫分析、基因表达，突变及其多态性的研究等多个领域。Michelle 首次采用双链 DNA 结合染料 SYBR GREEN Ⅰ 的荧光定量 PCR 检测了马流感病毒，中国农业科学院哈尔滨兽医研究所也建立了马流感荧光定量 PCR 检测方法，比 Michelle 方法特异性好、荧光背景低、敏感性高，更适合对马流感病毒进行精确定量。该技术优点是封闭反应无需 PCR 后处理；特异性强，灵敏度高；采用对数期分析，摒弃终点数据，定量准确；定量范围宽，可达到 10 个数量级；仪器在线式实时检测，结果直观，避免人为判断；可实现一管双检或多检；操作安全，缩短时间，提高效率。该技术比病毒分离及 DFA 敏感，但有两个缺陷：一是其特异性完全依赖于引物，所以不比常规的 RT－PCR 有更高的特异性；二是其荧光信号的强弱依赖于双链 DNA 的质量而不是分子数。在扩增效率相同的情况下，长的扩增产物的信号要强于短的扩增产物。如果扩增效率不同，那么定量会更不准确。目前，朱超等首次利用 EvaGreen 染料建立了 EvaGreen 实时荧光定量 PCR，能够快速、准确、实时定量检测 EIV。该方法能特异性地扩增 H3N8 亚型 EIV，而对 H7N7 亚型 EIV、马传染性贫血病毒、马动脉炎病毒、马疱疹病毒均无特异性反应；最低检测限度能达到 10 copies/μL，并且具有良好的重复性。

（3）环介导等温扩增技术　环介导等温扩增技术（loop－mediated

isothermal amplification，LAMP）是用一套四条特异性引物与靶基因的 6 个不同区域退火杂交，在具有链置换活性功能的 DNA 聚合酶的作用下，实现等温条件下扩增 DNA 分子的核酸扩增新技术。Poon 等用 RT－LAMP 法来检测甲型流感病毒，检测灵敏度比常规 PCR 要高 10 倍，而且试验结果与常规病毒学诊断结果完全一致。RT－LAMP 在不到 1h 内就可以通过肉眼观察反应所生成的白色沉淀物来快速检测禽流感病毒。Imai 等用 RT－LAMP 方法检测 HNI 高致病性禽流感，检测灵敏度比 RT－PCR 法高 100 倍，并能从 HA 亚型中鉴定出 HS 亚型，说明该法特异性强。LAMP 具有许多迄今为止的扩增方法无法比拟的优点：

① 灵敏度高，扩增模板可达 10 拷贝或更少，比传统 PCR 高出 10～1 000倍，具有与 real－time Taqman PCR 同样的敏感性。

② 特异性好，对人流感病毒的研究结果显示，LAMP 能对多血清型的同一病原体进行定型而没有出现假阳性。

③ 设备简便，相对于昂贵的 PCR 仪，仅需要恒温的设备，LAMP 技术更具有优势。

④ 高效，检测通常只需要 30～60 min 就可以判定结果。

⑤ 鉴定简便，直接用肉眼观察扩增管浊度或通过向其扩增产物中添加荧光染料的颜色变化来判定结果。

⑥ 与反转录结合可以对 RNA 分子进行有效的扩增。

环介导等温扩增技术解决了核酸扩增上的诸多难题，基本符合临床快速检测的要求。

3. **免疫荧光技术**　免疫荧光技术（IFT）是比较成熟的技术，是用外源病毒免疫兔制备多克隆抗体作为一抗，FITC 标记抗兔抗体为二抗检测病毒抗原的方法。1961 年就开始用于人类流感的快速诊断，后来又用于禽流感和猪流感的检测。国外已用该技术检测马鼻拭子浸液残留细胞中的马流感病毒，具有快速、简便、敏感性好的特点，且费用较低。其敏感度同病毒分离鉴定相当，有时高于用鸡胚分离病毒的结果，但未见到与 RT－PCR 等其他方法进行比较的研究报道。使用该技术须注意要避免或降低标本中出现的假阳性（非特异性荧光）问题，另外还需要有从事荧光技术的实际经验的工作人员。

4. 基因芯片技术 基因芯片具有高通量、高灵敏度的特点。陈红军等应用基因芯片同时检测待检样品中 5 种亚型 A 型流感病毒，灵敏度比 PCR 高 1 个稀释度，比病毒分离高 2 个稀释度（陈红军等，2007）。显示了较高的灵敏度和特异性。应用基因芯片技术适合于流感病毒基因和宿主多态性的特点（Striebcl 等，2003），然而，芯片杂交技术仍有无法克服保守同源序列及重复序列对杂交信息干扰的缺点。

第三节 鉴别诊断

马流感在临床上易与马传染性鼻肺炎、马病毒性动脉炎和马传染性支气管炎等疾病相混淆，应当注意鉴别。

一、与马传染性鼻肺炎的鉴别

马传染性鼻肺炎是由马疱疹病毒引起的一种急性传染病。该病只有马属动物易感，尤以 2 岁以下的育成马最易感，其他畜禽不感染。初次发病是首先在育成马群中发生鼻肺炎且传播迅速。经 1～4 个月，马群中妊娠母马发生流产。多于妊娠的 8～11 个月时流产，但以妊娠9～10 个月时流产最多。在老疫区多见 1～2 岁的马发病，3 岁以上的马很少发病，妊娠母马发生流产的也较少。病马和恢复后的带毒马是主要传染源，本病通过呼吸道、消化道，交配而感染。自疫区调进马匹易造成本病的流行。该病隐性感染血清学阳性马的比例较高。临床分为3型。

1. 鼻腔肺炎型　多发生于幼龄马，潜伏期2～3 d，病初体温升高（39.5～41 ℃）且持续1～4 d，病马见有浆性、黏性或脓性鼻液，眼结膜鼻黏膜充血潮红，下颌淋巴结肿胀。病马食欲减退。一般经4～8 d自然康复。如若发生继发感染，可引起咽炎、喉炎或肺炎。病程可达10 d以上。

2. 流产型　表现为妊娠母马有轻微的呼吸道症状，潜伏期长，多在感染1～4个月后发生流产。无任何流产先兆而发生流产，一般情况下胎儿和胎盘一并排出。母马较快恢复正常，不会影响今后的配种和受孕，流产胎儿多为死胎，无明显变化。有时产出弱胎，但多因异常衰弱，重度呼吸困难及黄疸，于2～3 d很快死亡。

3. 神经型　少数妊娠母马发生神经症状，共济失调、行动障碍，甚至瘫痪死亡。流产胎儿经剖检可见皮下水肿、出血。肛门张力丧失，尾巴弛缓性麻痹，甚至尿失禁。心外膜出血、肺水肿。肝脏肿大，被膜下见有灰白色坏死灶。

二、与马病毒性动脉炎的鉴别

马病毒性动脉炎是由马动脉炎病毒引起的一种急性传染病。主要特征为病马体温升高，步态僵硬，躯干和外生殖道水肿，眼周围水肿，鼻炎和妊娠马流产。

患马可表现为临诊症状和亚临诊症状。大多数自然感染的马表现为亚临诊症状，试验接种马可表现为临诊症状。一般感染后3～14 d体温升高达41 ℃，并可持续5～9 d。表现厌食、精神沉郁、四肢严重水肿，步伐僵直，眼、鼻分泌物增加，后期为脓性黏液，发生鼻炎和结膜炎。面部、颈部、臀部形成皮肤疹块。病马出现以淋巴细胞减少为特征的白细胞减少症，临诊病期大约 14 d。有的表现呼吸困难、咳嗽、腹泻、共济失调，公马的阴囊和包皮水肿，马驹和虚弱的马可引起死亡。妊娠母马流产，其流产可达 90％以上。流产发生在感染后的 10～30 d，通常出现在临诊发病期或恢复早期。动脉炎病毒可突破胎盘屏障而感染胎儿，胎儿常在流产前就死亡。流产胎儿水肿，呼吸道黏膜和脾被膜上有出血点。不论是流产胎儿或已在子宫内死亡的胎儿的肝、脾和淋巴结中找不到核内包涵体，但易从流产胎儿特别是其脾脏中分离出马动脉炎病毒。母马痊愈后很少带毒，而大多数公马恢复后则成为病毒的长期携带者。

三、与马传染性支气管炎的鉴别

马传染性支气管炎又名马传染性咳嗽，是由病毒引起马的一种以咳嗽为特征的传染性极强、传播迅速的传染病。世界各地均有发生，我国已多次报道本病。

此病主要表现剧烈咳嗽，体温稍升高，眼结膜、鼻黏膜及消化道无明显变化。本病的潜伏期为 1～6 d（多数为 1～3 d）。患马最初稍显精神委顿，出现结膜炎及鼻卡他。鼻黏膜潮红，流出少量浆液性鼻液，咽喉部知觉过敏。体温稍微有升高（39～40 ℃），经 12～24 h 恢复正常。与此同时发生干而粗的阵发性咳嗽，出现的次数甚多，几乎成为患马最主要的症状。随着时间的推移，咳嗽逐渐减少，多于 2～3 周内恢复正常。某些受不良因素影响的病例可能继发支气管肺炎，体温重新升高（39.5～40.4 ℃），呈不规则热，呼吸和心跳加快、流黏液脓性鼻液、结膜潮红、分泌多量黏液脓性眼眵，至后期表现明显精神沉郁，食欲减损或废绝，咳嗽加重。多数病例的病程拖延 7～8 周，继发感染病例的病死率在 12％～67％。有些病例由于发生慢性支气管炎、肺膨胀不全、肺硬化及肺气肿而变为哮喘症。

参考文献

郭巍，王英原，等 .2010.H3N8 亚型马流感病毒间接 ELISA 抗体检测方法建立及
　　应用 ［J］. 中国预防兽医学报，32（3）：190 - 193.

郭巍，闫妍，王英原，等 .2008. 新疆地区一株马流感病毒的分离及鉴定 ［J］. 中
　　国预防兽医学报，8：584 - 591.

朱关福 .1979. 酶联免疫吸附试验 ［J］. 北京医学，4（11）：2.

尤敏霞 .2009. 酶联免疫吸附法在食品检验中的应用 ［J］. 河南预防医学杂志，20
　　（3）：273.

仲乃琴 .1998.ELISA 技术检测马铃薯病毒的研究 ［J］. 甘肃农业大学学报，6
　　（33）：178 - 181.

王虹，万成松，等 .2001. 采用 PCR 微板核酸杂交- ELISA 技术进行 HBV DNA 基
　　因分型的研究 ［J］. 中华微生物学和免疫学杂志，3（21）：234 - 235.

孙太凡 .2010. 酶联免疫吸附分析技术在农药残留分析中的应用 ［J］. 安徽农业科
　　学，38（22）：11.

李纯玲 .2005. 酶联免疫吸附试验（ELISA）在畜禽饲养及疾病诊断中的应用 ［J］.
　　当代畜牧，7（21）：20 - 22.

王英原 .2009. 马流感 H3N8 亚型血清学诊断方法的建立及灭活疫苗的初步研制
　　［D］. 哈尔滨：东北农业大学 .

朱超 .2014. 马流感病毒两种定量方法的建立 ［D］. 哈尔滨：东北农业大学 .

郭巍，戴伶俐，李雪峰，等 .2008. 马流感病毒多重 RT - PCR 检测方法的建立 ［J］.
　　动物医学进展，29（11）：28 - 31.

郭巍，王英原，王宇，等 .2010.H3N8 亚型马流感病毒间接 ELISA 抗体检测方法
　　建立及应用 ［J］. 中国预防兽医学报，32（3）：190 - 193.

郭巍，闫妍，王英原，等 .2008. 新疆地区一株马流感病毒的分离及鉴定 ［J］. 中
　　国预防兽医学报，30：584 - 591.

黄庆华 .2003. 禽流感病毒 NP 蛋白单克隆抗体的研制和鉴定 ［D］. 扬州：扬州大学 .

李海燕，于康震，辛晓光，等 .2001. 禽流感间接 ELISA 诊断试剂盒的研制及应用

［J］. 中国预防兽医学报, 23 (5)：372 - 376.

曲站红 . 2006. H5 亚型禽流感病毒抗原捕捉 ELISA 诊断方法的建立 ［D］. 黑龙江：东北农业大学 .

王晓华 . 2007. 禽流感病毒 H5 亚型血凝素单克隆抗体的制备及双夹心 ELISA 方法的建立 ［D］. 北京：中国兽医药品监察所 .

王秀荣, 刘丽玲, 熊永忠 . 2004. 禽流感病毒几种 RT - PCR 诊断技术 ［J］. 动物医学进展, 25 (4)：53 - 55.

韦平, 秦爱建 . 2008. 重要动物病毒分子生物学 ［M］. 北京：科学出版社 .

杨建德, 相文华, 薛飞 . 2003. 我国 H3N8 马流感病毒血凝素基因分子进化树的分析 ［J］. 中国生物工程杂志, 23 (6)：76 - 78.

杨焕良, 乔传玲, 陈艳 . 2007. 猪流感病毒 H1N1、H1N2 和 H3N2 亚型多重 RT - PCR 诊断方法的建立 ［J］. 中国预防兽医学报, 29 (9)：714 - 718.

朱来华, 梁成珠, 陆承平, 等 . 2006. 基因芯片技术检测 5 种马病毒 ［J］. 农业生物技术学报, 14 (2)：203 - 207.

李海燕, 于康震, 辛晓光, 等 . 2000. 禽流感病毒重组核蛋白 ELISA 诊断技术的研究 ［J］. 中国预防兽医学报, 22 (3)：182 - 185.

戴伶俐 . 2009. 马流感病毒 A/Equine/Xinjiang/3/07 (H3N8) HA 基因的序列分析及两种 PCR 检测方法的建立 ［D］. 北京：中国农业科学院 .

杨建德, 相文华 . 2002. 我国马流感的研究现状 ［J］. 黑龙江畜牧兽医, 3：42 - 44.

褚桂芳, 相文华, 曲连东, 等 . 1995. 马流感病毒的分离及其亚型的初步鉴定 ［J］. 中国畜禽传染病, 6：20 - 22.

郭巍, 戴伶俐, 李雪峰, 等 . 2008. 马流感病毒多重 RT - PCR 检测方法的建立 ［J］. 动物医学进展, 11：28 - 31.

Adam en, Morley P. S., Chmielewski K. E., et al. 2002. Detection of cold - adapted vaccine - strain influenza virus using two commercial assays ［J］. Equine Vet J., 34 (4)：400 - 404.

Beatty J. D., Beatty B. G., Vlahos W. G.. 1987. Measurement of monoclonal antibody affinity by non - competitive enzyme immunoassay ［J］. J. Immunol Methods, 100：173 - 179.

Chambers T. M., Shortridge K. F., Li P. H., et al. 1994. Rapid diagnosis of equine influenza by the Directigen? Flu – A enzyme immunoassay [J]. Vet Rec. ，135：275 –279.

Choi Y. K. ，Goyal S. M. ，Kang S. W. ，et al. 2002. Detection and subtyping of swine influenza H1N1，H1N2 and H3N2 viruses in clinicalsamples using two multiplex RT2PCR assays [J]. J. Virol Met hods，102（122）：53 – 59.

Cook R. F. ，Sinclair R. ，Mumford J. A. . 1988. Detection of influenza nucleoprotein antigen in nasal secretions from horses infected with A/equine influenza（H3N8）viruses [J]. J. Virol Methods，20（1）：11 – 12.

Cowled B. ，Ward M. P. ，Hamilton S. ，et al. 2009. The equine influenza epidemic in Australia：spatial and temporal descriptive analyses of a large propagating epidemic [J]. Prev Vet Med，92（1 – 2）：60 – 70.

Crawford P. C. ，Edward J. D. ，William L. C. ，et al. 2005. Transmission of equine influenza virus togs [J]. Science，310：482 – 485.

Daly J M，Newton J R，Mumford J A. Current perspectives on control of equine influenza [J]. Vet Res，2004，35：4112 – 423.

Damiani A. M. ，Scicluna M. T. ，Ciabatti I. ，et al. 2008. Genetic characterization of equine influenza viruses isolated in Italy between 1999 and 2005 [J]. Virus Res，131（1）：100 – 105.

Denyer S. ，Crowther R. ，Wardley C. ，et al. 1984. Development of an enzyme – linked immunosorbent assay（ELISA）for the detection of specific antibodies against an H7N7 and an H3N8 equine influenza virus [J]. J. Hyg（Lond），93（3）：609 –620.

Foord A. J. ，Selleck P. ，Colling A. ，et al. 2009. Real – time RT – PCR for detection of equine influenza and evaluation using samples from horses infected with A/equine/Sydney/2007（H3N8）[J]. Vet Microbiol，137（1 – 2）：1 – 9.

Fouchier R. A. ，Bestebroer T. M. ，Herfst S. ，et al. 2000. Detection of influenza A viruses from different species by PCR amplification of conserved sequences in the matrix gene [J]. J. Clin Microbiol，38（11）：4096 – 4101.

Ha Y. ，Stevens D. J. ，Skehel J. J. ，et al. 2003. X – ray structure of the hemagglutinin of a potential H3 avian progenitor of the 1968 Hong Kong pandemic influenza virus virology [J]. Virology，309（2）：209－218.

Ilobi C. P. ，Henfrey R. ，Robertson J. S. ，et al. 1994. Antigenic and molecular characterization of host cell－mediated variants of equine H3N8 influenza viruses [J]. J. Gen Virol，75：669－673.

Imai M. ，Ninomiya A. ，Mlnekawa H. ，et al. 2006. Development of HS－RT－LAMP system for rapid diagnosis of H5 avian influenza virus infection [J]. Vaccine，24（44－46）：6679－6682.

Ji Y. ，Guo W. ，et al. 2011. Development of an antigen－capture ELISA for the detection of equine influenza virus nucleoprotein [J]. Virol Methods，175（1）：120－124.

Jin M. ，Wang G. ，Zhang R. ，et al. 2004. Development of enzyme－linked immunosorbent assay with nucleoprotein as antigen for detection of antibodies to avian influenza virus [J]. Avian Dis，48（4）：870－878.

Kuiken T. ，Edwed C. H. ，John M. ，et al. 2006. Host species barriers to influenza virus infections [J]. Science，312：394－397.

Lai A. C. ，Chambers T. M. ，Holland REJr，et al. 2001. Diverged evolution of recent equine－2 influenza（H3N8）viruses in the Western Hemispherese [J]. ArehVirol，146：1063－1074.

Liu N. ，Song W. ，Wang P. ，et al. 2010. Identification of unusual truncated forms of nucleocapsid protein in MDCK cells infected by Avian influenza virus（H9N2）[J]. Proteomics，10（9）：1875－1879.

Lu Z. ，Chambers T. M. ，Boliar S. ，et al. 2009. Development and evaluation of one－step TaqMan real－time reverse transcription－PCR assays targeting nucleoprotein，matrix，and hemagglutinin genes of equine influenza virus [J]. J. Clin Microbiol，47（12）：3907－3913.

Martella V. ，Elia，DecaroN，et al. 2007. An outbreak of equine influenza virus in vaccinated horses in Italy is due to an H3N8 stain closely related to recent North American representatives of the Florida sub－lineage [J]. Vet Mierobiol，121：56－63.

Matthias G. ，Tumn C. H. ，Jens P. T. ，et al. 2008. Experimental infection and natural exposure of dogs with avian influenza virus (H5N1) [J]. Emerging Infectious Disease, 14 (2): 300 – 310.

Morley P. S., Bogdan J. R., Townsend HGG, et al. 1995. Evaluation of Directigen™ Flu A assay for detection of influenza antigen in nasal secretions of horses [J]. Equine Vet J., 27: 131 – 134.

Nagamine K., Ku Zuhara Y., Notomi T.. 2002. Isolation of single stranded DNA from loop – mediated isothermal amplification Products [J]. Biochem BioPhys Res Commun, 290 (4): 1195 – 1198.

Newton J. R., Daly J. M., Spencer L., et al. 2007. Description of the outbreak of equine influenza (H3N8) in the United Kingdom in2003, during which recently vaccinated horses in Newmarket developed respiratory disease [J]. Vet Rec, 158 (6): 185 – 192.

Newton J. R., Daly J. M., Speneer L., et al. 2007. Discription of the outbreak of equine influenza (H3N8) in the United Kingdom in 2003, during which recently vaccinated horses in Newmarket developed respiratory disease [J]. Vet Rec, 158 (6): 185 – 192.

Ozaki H., Sugiura T., Sugita S., et al. 2001. Detection of antibodies to the nonstructural protein (NS1) of influenza A virus allows distinction between vaccinated and infected horses [J]. Vet Micro biol, 82 (2): 111 – 119.

Payungporn, Crawford P. C., Kouo T. S., et al. 2008. Influenza A virus (H3N8) in dogs with respiratory disease, Florida [J]. Emerg Infec Dis., 14: 902 – 908.

Poddar S. K., Espina R., Schnurr D. P., et al. 2002. Evaluation of a single – step multiplex RT – PCR for influenza virus type and subtype detection in respiratory samples [J]. J. Clin Lab Anal, 16 (3): 163 – 166.

Poon L. L., Leung C. S., Chan K. H., et al. 2005. Detection of human influenza A viruses by loop – mediated isothermal amplification [J]. J. Clin Mierobiol, 43 (1): 427 – 430.

Poon L. L., Leung C. S., Tashiro M., et al. 2004. Rapid detection of the severe acute respiratory syndrome (SARA) coronavirus by a loop – mediated isolthermal amplification assay [J]. Clin Chem, 50 (6): 1050 – 1052.

Qiao C. L. , Yu K. Z. , Jing Y. P. , et al. 2003. Protection of chickens against highly lethal H5N1 and H7N1 avian influenza viruses with a recombinant fowl pox virus co – expressing H5 hemagglutinin and N1 neuraminidase genes. Avian Pathol [J]. Avian Pathology, 32 (5): 25 – 32.

Quinlivan M. , Cullinane A. , Nelly M. , et al. 2004. Comparison of sensitivities of virus isolation, antigen detection, and nucleic acid amplification for detection of e-quine influenza virus [J]. J. Clin Microbiol, 42 (2): 759 – 763.

Quinlivan M. , Dempsey E. , Ryan F. , et al. 2005. Real – time reverse transcription PCR for detection and quantitative analysis of equine influenza virus [J]. J. Clin-Microbiol, 43 (10): 5055 – 5057.

Quinlivan M. , Zamarin D. , Garcia – Sastre A. , et al. 2005. Attenuation of equine influenza viruses through truncations of the NS1 protein [J]. J. Virol, 79 (13): 8431 –8439.

Richt J. A. , Lager K. M. , Clourser F. , et al. 2004. Real – time reverse transcription –poly-merase chain reaction assays for the detection and differentiation of North American swine influenza viruses [J]. J. Vet Diagn Invest, 16 (5): 367 – 373.

Riks M. , Mirriam T. , Lisette R. , et al. 2007. Avian influenza (H5N1) suscepti-bility and receptors in dogs. Emerging Infectious Disease [J], 13 (8): 1219 –1221.

Shan S. , Ko L. S. , Collins R. A. , et al. 2003. Comparison of nucleic acid based de-tection of avian influenza H5N1 with virus isolation [J]. Biochem Biophys Res Commun, 302: 377 – 383.

Songserm T. , Amonsin A. , Jam – on R. , et al. 2006. Fatal avian influenza A H5N1 in a dog [J]. Emerg Infect Dis, 12: 1744 – 1747.

Sugiura T. , Sugita S. , Imagawa H. , et al. 2001. Serological diagnosis of equine in-fluenza using hemagglutinin protein produced in a baculovirus expression system [J]. J. Virol Methods, 98: 1 – 8.

Sumathy Velumania, Qingyun Dua, et al. 2008. Development of an antigen – capture ELISA for detection of H7 subtype avian influenza from experimentally infected chickens [J]. Journal of Virological Methods, 147 (24): 219 – 225.

Suzuki Y. , Toshihiro I. , Suzuki T, et al. 2000. Sialic acid species as a determinant of the host range of influenza A virus [J]. Virol, (74): 11825 – 11831.

Swenson S. L. , Vincent L. L. , Lute B. M. , et al. 2001. A comparison of diagnostic assays for the detection of type A swine influenza virus from nasal swabs and lungs [J]. J Vet Diagn Invest, 13 (1): 36 – 42.

Takashi Y. , Manabu N. , Koji T. , et al. 2009. Interspecies transmission of equine influenza virus (H3N8) to dogs by close contact with experimentally infected horses [J]. Veterinary Microbiology, 139: 351 – 355.

Taubenberger J. K. , Morens D. M. . The pathology of influenza virus infections [J]. Annu Rev Pathol, 2009, 3: 499 – 522.

Twu K. Y. , Noah D. L. , Rao P. , et al. 2006. The CPSF30 binding site on the NS1 A protein of influenza A virus is a potential antiviral target [J]. J. Virol, 80: 3957 – 3965.

van Reeth K. . 2007. Avian and swine influenza viruses: Our current understanding of the zoonotic risk [J]. Vet Res. , 38 (2): 243 – 260.

Von Grotthhuss M. , Ryehlewski L. . 2006. Influenza mutation from equine to canine [J]. Science, 311: 1241 –1242.

Wareing M. D. , TannoekGA. 2001. Live attenuated vaccines against influenza: an historical review [J]. Vaccine, 19: 3320 – 3330.

Watcharatanyatip K. , Boonmoh S. , Chaichoun K. , et al. 2010. Multispecies detection of antibodies to influenza A viruses by a double – antigen sandwich ELISA [J]. J. Virol Methods, 163 (2): 238 – 243.

Wood J. M. , Gaines – Das R. E. , Taylor J, et al. 1994. Comparison of influenza serological techniques international collaborative study [J]. Vaccine, 12: 167 – 174.

Yamanaka T. , Niwa H. , Tsujimura K. , et al. 2008. Epidemic of equine influenza among vaccinated racehorses in Japan in 2007 [J]. J. Vet Med Sei. , 70: 623 – 625.

Yamanaka T. , Tsujimura K. , Kondo T. , et al. 2008. Evaluation of antigen detection kits for diagnosis of equine influenza [J]. J. Vet Med Sci. , 70: 189 – 192.

Yang M. , Berhane Y. , Salo T. , et al. 2008. Development and application of monoclonal antibodies against avian influenza virus nucleoprotein [J]. J. Virol Methods, 147 (2): 265 – 274.

Ye Q. ， Krug R. M. ， Tao Y. J. . 2006. The mechanism by which influenza A virus nucleoprotein forms oligomers and binds RNA ［J］. Nature，444（7122）：1078 – 1082.

Yoon K. J. ， Cooper V. L. ， Schwariz K. J. ， et al. 2005. Influenza virus infection in racing greyhounds ［J］. Emerg Infec Dis. ，11：1974 – 1975.

第六章

疫苗研究及应用

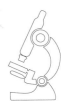

　　最初商品化的马流感疫苗应用的毒株仅有两个血清型 H7N7 和 H3N8 两种亚型的病毒。随着时间的推移，EIV 的不断演变，由于两种亚型的 EIV 毒力的不同给两种亚型的预防带来了截然不同的结果（Mumford J，1993；Oxburgh L，1993、1998）。用疫苗预防 H7N7 亚型 EIV 取得了成功（自 1987 年的埃及分离到该亚型病毒后就再也没有过流行），而用于预防 H3N8 亚型 EIV 的疫苗却没有完全预防病毒的感染，甚至近年来接连有 H3N8 亚型导致的大规模的 EI 疫情的出现，这是因为 H3N8 亚型 EIV 抗原漂移导致的疫苗保护效果的下降（Hinshaw V S，1981；Park A W，2004）。系统进化分析表明从 20 世纪 80 年代中期开始 EIV H3N8 亚型就已经进化成两个不同的谱系——欧洲型和美洲型，并且两者之间抗原性的差异足以破坏两种病毒之间的交叉保护。鉴于此，目前马流感监测专家委员会 ESP 推荐 EI 疫苗的成分应该包括欧洲型 H3N8 亚型代表毒株如 A/equine/Newmarket/2/93（H3N8）和美洲型 H3N8 亚型代表毒株如 A/equine/South Africa/4/2003（H3N8），而不再推荐疫苗株使用 H7N7 亚型代表毒株如 A/equine/Prague/56 和 A/equine/Newmarket/77。

　　EIV 疫苗的临床免疫保护效果定义为：减少发热和其他由病毒感染引起的临床症状（如流鼻涕和咳嗽），其目的是提高动物福利使之尽快康复，减少继发感染。病毒学保护效果定义为：通过测定鼻拭子分泌物中抗体的效价来判断黏膜分泌物中病毒减少的程度，其目的是防止感染扩散。血清转阳定义为抗体水平显著提高。Baker 等通过统计表明，一个给定的马群内至少 70% 马匹应该接受疫苗接种，才能防止 EI 暴发。现在市场上商品化的马流感疫苗，主要包括灭活疫苗、弱毒疫苗、亚单位疫苗、核酸疫苗和病毒载体疫苗。

疫苗的种类

一、常规疫苗

1. **全病毒灭活疫苗**　灭活疫苗是先对病毒或细菌培养，然后用加热或化学试剂（通常是福尔马林）将其灭活。灭活疫苗既可由整个病毒或细菌组成，也可由它们的裂解片段组成为裂解疫苗。裂解疫苗的生产，是将微生物进一步纯化，直至疫苗仅仅包含所需的抗原成分。它既可以是蛋白质疫苗，也可以是多糖疫苗。蛋白质疫苗包括类毒素（灭活细菌毒素）和亚单位疫苗。大多数多糖疫苗由来自细菌纯化的细胞壁多聚糖组成。结合疫苗是将多糖用化学方法与蛋白质连接而得到的疫苗，从而成为更有效的疫苗。

灭活疫苗常需多次接种，接种 1 剂不产生具有保护作用的免疫，仅仅是"初始化"免疫系统，必须接种第 2 剂或第 3 剂后才能产生保护性免疫。它引起的免疫反应通常是体液免疫，很少甚至不引起细胞免疫。接种灭活疫苗产生的抗体滴度随着时间而下降，因此，一些灭活疫苗须定期加强接种。灭活疫苗通常不受循环抗体影响，即使血液中有抗体存在也可以接种（如在婴儿期或使用含有抗体的血液制品后）；它在体内不能复制，可以用于免疫缺陷者。

灭活疫苗使受种者产生以体液免疫为主的免疫反应，它产生的抗体有中和、清除病原微生物及其产生的毒素作用，对细胞外感染的病原微生物有较好的保护效果。灭活疫苗对病毒、细胞内寄生的细菌和寄生虫的保护效果较差或无效。

全病毒灭活疫苗具有制备工艺简单、安全性好、抗原成分齐全、免疫原性强、免疫效果好、免疫持续期长及不会出现毒力返强和变异的危险等特点。

对于马流感病毒而言，一般用甲醛灭活经鸡胚增殖的流感病毒，再辅以佐剂制成。该种疫苗安全性好，具有良好的免疫保护作用，可制备二价疫苗，而且各亚型之间不产生免疫干扰。世界上大多数国家采用马流感病毒灭活苗。一般选用具有代表意义的流行毒株制成二价苗，并根据病毒分子流行病学的研究，针对本国实际情况，不断选取新的代表毒株制成疫苗。20 世纪 70 年代，我国研制的马流感灭活疫苗有 3 种：①H7N7单苗，采用的制苗毒株是京防-74 株，基础血凝滴度（HA）分为高价苗（HA640）和低价苗（HA320）两种。②H3N8 疫苗，制苗毒株采用美国迈阿密-63 株，基础血凝滴度为 HA1280。③马流感联苗，即将 H7N7 与 H3N8 原苗按一定比例配合，加入豆油佐剂制成。但没有大面积应用，所以一旦马流感发生，主要采取一些对症治疗措施。目前，中国农业科学院哈尔滨兽医研究所马病团队已经成功研制了马流感灭活疫苗。

在反映疫苗免疫效果时，测定疫苗效力、抗体反应及抗感染的保护方法是必要的。Wood 等证实单向辐射溶血试验用于检测马流感疫苗中具有免疫活性的 HA，这种方法受到国际合作研究中的认可。Mumford 的研究也表明，当评估抗 HA 抗体时 SRH 比 HI 更具可重复性。Mumford 等（Mumford J A，1992）用数据说明 SRH 抗体水平的高低可以呈现马匹感染 EIV 后的状况，在流感疫苗株和感染毒株遗传水平和抗原水平相似的情况下，当 SRH 抗体水平＞85 mm^2 时，马匹不表现临床症状；SHR 抗体水平＞154 mm^2 时，马匹能够抵抗 EIV 感染，这也表明常规灭活疫苗提供马匹抵抗流感病毒的保护效果与机体内抗 HA 抗体水平有关。而在另一份研究中，当 SRH 水平＞90 mm^2 时，则不表现临床症状；SRH 抗体＞120 mm^2 时，马匹能够抵抗流感病毒感染。在感染 EIV 前，马体内的 SHR 抗体水平有助于机体抵抗流感病毒的攻击。

2. 减毒活疫苗　减毒活疫苗是指自然筛选或人工方式将病原毒力减弱，但仍然保持一定的复制能力和良好免疫原性的一类疫苗。将其接种到身体内，不会引起疾病的发生，但病原体可以引发机体免疫反应，刺激机体产生特异性的记忆 B 细胞和记忆 T 细胞，起到获得长期或终生保护的作用。

与灭活疫苗相比，这类疫苗免疫力强、作用时间长，但安全是一个问题，具有潜在的致病危险（有可能因发生逆行突变而在体内恢复毒力）。减毒活疫苗由于保留了病毒原有的部分活性，可通过自然途径感染机体并在体内复制，激发长期而有效的免疫应答。主要包括温度敏感型疫苗、重配疫苗、冷适应减毒流感活疫苗、反向遗传技术疫苗和复制缺陷流感疫苗 5 种类型。现在研制成功的是冷适应减毒流感活疫苗。该苗是一种降低了毒力并能在最佳适应温度下生长的流感病毒株。这种病毒只能在 25 ℃左右复制，不能在 37 ℃下传代，因此接种后其感染只局限于上呼吸道，临床上无明显的流感症状。利用弱毒株与当前的流行毒株进行基因重组，可得到带有弱毒株片段和流行株的 HA 和 NA 基因的重组病毒。多项研究证实，冷适应毒株生物学性质有很好的稳定性，弱毒流感疫苗与灭活疫苗的免疫后抗体阳转率都在 $50\%\sim70\%$，能有效控制流感的流行。冷适应减毒活疫苗已在俄罗斯使用，美国也将批准使用。其在接种途径、免疫效果方面比灭活疫苗有一定的优势，如可通过鼻内喷雾或者点滴方式来免疫。冷适应减毒活疫苗在上呼吸道复制，可诱导黏膜的 slgA 和全身的体液及细胞免疫反应，产生比灭活疫苗更广泛更持久的保护。但冷适应减毒活疫苗可与其他流感病毒发生基因重配后得到有毒的重配株病毒，并且在二价或三价冷适应减毒活疫苗中可能会出现干扰现象。另外，适应减毒活疫苗在免疫缺陷患者中使用有致病的危险。2001 年，Townsen 等采用冷适应的方法，研制成功了一种温度敏感型、中等毒力的双价马流感疫苗，并通过对马免疫后 5 周、6 个月和 12 个月攻毒后观察临床变化，采集鼻拭子样品分离病毒和采取血清样品进行血清学方法对该疫苗的免疫效力进行检测。结果免疫马均未出现不良反应，并证明北美马匹接种该疫苗能明显降低本病的发病率、病程及疾病的严重程度。

二、基因工程标记的疫苗

1. **亚单位疫苗**　利用微生物的某种表面结构成分（抗原）制成不含有核酸、能诱发机体产生抗体的疫苗，称为亚单位疫苗。亚单位疫苗是将病原主要的保护性免疫原组分制成的疫苗。

血凝素是构成流感病毒囊膜纤突的主要成分之一，在病毒吸附及穿膜的过程中起关键作用，可刺激机体产生中和抗体，为流感病毒中最为重要的保护性抗原。在基因工程疫苗中由于亚单位疫苗安全性高，而且已研制出的亚单位疫苗在抵抗同源病毒的攻击方面显示了良好的保护力，因而具有很好的应用前景。但亚单位疫苗由于仅代表了蛋白抗原的一部分，很难像全病毒疫苗一样诱导出多种免疫反应。又由于其通常不具备抗原蛋白上抗原表位所具有的构象和免疫原性弱，很难引起较强的免疫应答以获得长期的免疫力，所以必须和佐剂合用。

在 EIV 亚单位疫苗研究中，HA 蛋白或 HA 与 NA 蛋白共同作为免疫原是比较常见的类型，为了提高免疫原性，会辅以佐剂进行免疫，这类佐剂包括 ISCOM™ 或皂素（Quil A）等免疫刺激物。一种含有 HA 蛋白抗原成分的 ISCOM 疫苗在 20 世纪投入应用，它应用的毒株是 A/equine/Solvallay79（H3N8），经马匹试验表明能够诱导机体产生 Ig-Gab 抗体，并且抗体可以持续 25 周。ISCOM 是提供稳定的辅助作用的颗粒，具有整合膜蛋白的功能，它可以保护多种病原；以皂素作为佐剂的亚单位疫苗免疫马匹，不能诱导机体产生流感病毒特异的 CTL 活性。

EquipF 疫苗含有 HA 成分的 ISCOM 疫苗由 Schering – Plough 动物保健研发推出，它应用的毒株包括 A/equine/Newmarket/77（H7N7）、A/equine/Borlange/91（H3N8）和 A/equine/Kentucky/98（H3N8），由于其能够提供马良好的免疫保护，现今已经在欧洲的许多国家普遍应用。他们第一个阶段的试验是经肌内注射免疫接种 2 次，每次间隔 6 周，Crouch 等（2004）对该疫苗的免疫效果研究表明在加强免疫后 4 周用 A/equine/

Newmarket/1/93 攻毒（非亲本株），免役马匹没有表现临床症状，43％马匹仍有排毒。首免和加强免疫后血清 SRH 抗体都有所升高。鼻分泌物中检测到病毒特异性的 IgG 抗体，主要是 IgGa 和 IgGb 型抗体，它们能够参与补体结合抗体和抗体依赖的细胞毒活性；在加强免疫后，IgGc 和 IgG 所提高。在同一课题组的另一份研究报告中，Crouch 等（2005）在第二个阶段的试验是经鼻接种疫苗，能够刺激鼻内 IgA 抗体水平提升，诱导针对流感感染临床症状的完全保护，减少病毒排出的持续期。

　　亚单位疫苗诱导的机体免疫力毕竟有限，这取决于颗粒抗原的重要作用。亚单位疫苗应用的抗原仅代表了蛋白抗原的一部分，由于不是天然的蛋白，在空间结构上与天然蛋白有很大差异，没有抗原蛋白上抗原表位所具有的构象，所以免疫原性弱，很难引起较强的免疫应答以获得长期的免疫力，免疫保护持续时间短。

　　2. 核酸疫苗　核酸疫苗（nucleic acid vaccine），也称基因疫苗（genetic vaccine），是指将含有编码的蛋白基因序列的质粒载体，经肌内注射或微弹轰击等方法导入宿主体内，通过宿主细胞表达抗源蛋白，诱导宿主细胞产生对该抗源蛋白的免疫应答，以达到预防和治疗疾病的目的。核酸疫苗是利用现代生物技术免疫学、生物化学、分子生物学等研制成的，分为 DNA 疫苗和 RNA 疫苗两种。但目前对核酸苗的研究以 DNA 疫苗为主。DNA 疫苗又称为裸疫苗，因其不需要任何化学载体而得此名。DNA 疫苗导入宿主体内后，被细胞（组织细胞、抗原递呈细胞或其他炎性细胞）摄取，并在细胞内表达病原体的蛋白质抗原，通过一系列的反应刺激机体产生细胞免疫和体液免疫。

　　目前，关于 EIV 的 DNA 疫苗已经有报道。Olsen 等（Olsen C W，1997、2000）用 EIV A/equine/Kentucky/1/81（H3N8）毒株的 HA 蛋白的构建的重组质粒免疫小鼠，结果表明，该重组质粒可以诱导血清中病毒特异 IgG 抗体、血清 IgA 抗体和中和抗体产生；随后，采用皮肤和黏膜免疫两种方式免疫马体，每次注射 60 点（这种多点免疫接种的方式，在临床很难推广），共免疫 3 次，每次间隔 2 个月。结果表明，在第三次免疫后，可以检测到 IFN‐YmRNA 的升高和病毒特异的淋巴细胞增生应答，它与 EIV 在感染机体后产生的免疫应答不同；在第三次免疫 30 d 后，能够检测到诱导血清 IgGa 和 IgGb 抗体反应，这与 EIV 感染的产生的抗体应答是类似的，但是检测不到有黏膜 IgA 抗体应答。整个试验过程中都没有检测到排毒，这与攻毒时机体存在黏膜 IgGb 密切相关。但是，IgA 是流感病毒自然感染机体所产生的重要抗体，后来的学者有针对性地对 DNA 疫苗进行了改造，主要通过佐剂来达到目的。用 EIV A/equine/Kentucky/1/81（H3N8）毒株的 HA 蛋白制备的 DNA 疫苗，用 CT 作为佐剂免疫马驹，在第三次免疫后 81 d 用 EIV 攻毒马体，结果表明 IgA 和 IgGb 抗体应答都升高。但是免疫马匹只能部分地抵抗 EIV，并且有轻微的临床症状。同样用 EIV A/equine/Kentucky/1/81（H3N8）毒株的 HA 蛋白制备的 DNA 疫苗的另一项研究表明，在鼻内免疫接种可以刺激机体产生 IgA，以 CTB 作为 DNA 疫苗的佐剂，在免疫后能够增加 IgA 含量。

虽然 DNA 疫苗可提高免疫原性和保护性，然而核酸疫苗的研制和开发才刚刚起步，还有很多的关键性问题亟待解决。①所用载体多带有抗生素基因，导致被免疫机体可能对相应的抗生素产生抗体，给一些常见的细菌性疾病的预防和治疗带来困难。②核酸疫苗体内表达效率不够高，免疫保护力不强，降低了核酸疫苗的免疫效果。使用载体的马流感减毒和活疫苗，应与自然感染更接近。如梅里亚的 PROTEQ 流感疫苗是一种以金丝雀痘病毒为载体表达马流感病毒 HA 基因的重组活疫苗，大量的证据证明金丝雀痘病毒疫苗可以诱导人体对人类免疫缺陷病毒产生细胞免疫，但是对 PROTEQ 流感疫苗仍有待进一步的研究。

3. 基因重组活载体疫苗　利用遗传工程技术来分离血凝素基因，并把它们插入另外的载体病毒，如痘病毒、痘苗病毒、杆状病毒和反转录病毒构建表达 HA 的重组病毒。此病毒可在体内复制，表达 HA 蛋白，从而诱导机体产生针对流感的免疫保护力。早在 1987 年，FDA 就批准美国的 Miero‐geneSys 公司应用杆状病毒表达系统生产的艾滋病基因工程疫苗进入临床试用。

在 2003 年，梅里亚公司研发推出了 ProteqFlU EIV 疫苗，应用毒株为 A/equine/Newmarket/2/93（H3N8）欧 洲 型 和 A/equine/Kentucky/1/94（H3N8）美洲型，以一种改良的活金丝雀痘病毒作为载体构建了表达 EIV *HA* 基因马流感疫苗，卡波姆（Carbomer）974P 作为佐剂，该疫苗含有两种金丝雀重组病毒，由于此病毒只在哺乳动物细胞中产生顿挫感染所以在机体上应用十分安全，此疫苗已获授权在欧盟马匹中使用。Edlund 等（Edlund Toulemonde C，2005；Paillot R，2006）对该疫苗进行了研究，对 EIV 抗体阴性马匹经肌内注射 1 针/2 针该疫苗，在首免后，所有免疫马匹都能检测到 SRH 抗体水平，在加强免疫后部分马可产生回忆免疫应答；加强免疫后 14 d，用英国分离的强 EIV 毒株 A/equine/Newmarket/5/03（会导致严重的临床症状）攻毒，马驹不排毒只有轻微的临床症状。这与 Soboll 等（Soboll G，2010）的研究结果一致，在免疫马匹中，病毒排毒现象几乎受到完全抑制。Paillot 等也发现 EIV 攻毒感染后测定免疫马体内的 IFN - Y 水平也有所升高。该疫苗的免疫保护效果直接针对 HA 蛋白，若疫苗 HA 抗原成分与流行毒株 HA 显著不同的话，疫苗就可能失效，而病毒特异的 T 细胞反应可能在动物康复或病毒清除过程中发挥重要角色。因此，ProteqFlu 疫苗成分需要时常更新，以确保疫苗持续的保护效果。

第二节　疫苗接种程序

目前，我国没有商品化的马流感疫苗，所以疫苗的使用需要几个月的前置时间，如进口需要耗时。国内的一些主要的国际公司的子公司和分销商可以提供疫苗采购渠道。国际疫苗以及制造商的相关信息可以在 EquiFluNet 网站上找到。

　　所有采购的疫苗都必须经过国家检验检疫局和兽药管理局的批准，才能进口到国内。世界动物卫生组织推荐的美国血统的 H3N8 菌株，近年来显示出显著的抗原漂移，原来的疫苗产品不能提供充足的免疫保护力，大量时间和费用均投入到了新产品的注册上，导致更新疫苗株的引进往往出现滞后的现象。

　　2005 年，世界动物卫生组织推荐疫苗含有：A/eq/South Africa/4/2003（H3N8）样病毒（美国血统）与 A/eq/Newmarket/2/93（H3N8）样病毒（欧洲血统）。

　　A/eq/Ohio/2003/和 A/eq/South Africa/4/2003 也可以使用。目前使用的疫苗株有 A/eq/Suffolk/89 和 A/eq/Borlange/91，可以继续使用。

　　实施马流感监控和审查，确保每年进口马流感疫苗的数量能够保证覆盖范围内的应用，进口适当的疫苗毒株，防控国际疫情暴发。

　　在我国，马流感疫苗接种程序方面还需要借鉴一些国外的经验：

　　南非 2003 年暴发马流感疫情期间，马主 3 日内从国际上进口到了 5000 头份的疫苗，紧接着 4 d 内为所有受训的纯种马进行了首次接种，后续的疫苗需有所保障，这一过程需要持续 30 d。

　　在澳大利亚，实现畅通的紧急进口疫苗的过程，前提是需要预先规划并且与政府当局、疫苗生产商和进口商协调好。一旦疫苗供应延迟，会增加马流感造成的损失。在获得充分的国际合作经验上可能存在一定的难度，如果是做一年四季疫苗储备的话，还取决于产品的经营情况和当地的需求。

　　马流感暴发之前，作为应急计划的一部分，澳大利亚要求必须在紧急时使用适合的疫苗许可证。澳大利亚农渔林业部建议从国际上推荐的疫苗中选择两或三种灭活疫苗，包括与流行病学相关毒株马流感疫苗，他们此前需要获得澳大利亚检验检疫局/农药和兽药管理局颁发的紧急使用疫苗的许可证。报告还推荐了一种弱毒 EI 疫苗，它是基于重组的金丝雀痘技术制成的，这将需要从基因技术管理办公室获得额外的批准。

　　在疫情暴发前，疫苗的进口和储备以及国外疫苗的库存是及时供给疫苗的重要保障。但这一程序费用较高。考虑到这种策略实施过程中费用支出的难度和复杂问题的出现，目前这类方法并不可行。

　　澳大利亚当地的疫苗厂商有一定的技术水平，但是却受到政府的限制。在疫情暴发的早期如果当地有疫苗供应，那么有计划地从海外引进疫苗菌种或者抗原和产品信息是非常必要的。或者，在疫情暴发后，澳大利亚的分离毒株也可以作为菌种或者抗原。但是，近年来马流感抗原漂移成为了令人担忧的主要问题。

　　长期控制马流感，很大程度上依赖于要求竞技马和运动马接种疫苗。因此，有必要考虑将所有国内的马都植入芯片，使得马主的每一匹马都有自己的护照，建立全国的马数据库。

　　未来拥有一种可以轻而易举获得马接种疫苗信息的方法是很重要的。理想的情况是，疫苗接种证书应与马同行。大多数澳大利亚马没有书面证明文件，并且许多都没有被标记。与其护照不同（国际马术联合会），现有的身份证件没有记录的疫苗接种或测试结果的地方。

　　在澳大利亚，所有 2003 年以后出生的马，都可以通过植入的芯片进行辨别，这已经取代了硬盘拷贝的鉴定证书。Australian Stud Book website 目前正在开发一个交互网络系统，用于记录每一个马芯片号所对应的疫苗状况信息。该系统将留作备用，有需要时使用。

　　所有标准竞赛马的身份都可以从澳大利亚赛马委员会网站上，通过搜索马身上的牌子而获得。如果有必要，还可以建立一个记录疫苗情况的网络系统。

第三节　疫苗的策略

一、预防接种

　　理论上，在疫情暴发前对关键马匹（如赛马）进行预防接种是有助于疾病控制的。有效地预防接种主要取决于摄取数量（接受接种马匹的比例）和效率（接种马匹受到保护的比例）。接种的效果会受到疫苗与流行毒株之间抗原变异的影响。至少有 70% 受威胁的马能够获得充分的免疫接种，预防传染病的发生，甚至 80%～85% 的免疫保护也是有可能的。

在澳大利亚，采取上述预防接种的策略会不切实际，而且费用高。因为要求接种的关键马匹的群里是不断变化的，而且要想获得持续的免疫力，需要连续加强免疫。此外，H3N8 病毒发生抗原漂移，一旦暴发含有异源毒株的疫情，疫苗可能不具有保护力。因此说，持续多年坚持有效地维持这种策略存在一定难度，对本行业也产生了高额的费用。但是，如果新西兰比澳大利亚更早受到马流感的影响，很可能会考虑这样的预防策略。

在引进强制性疫苗接种程序时，需要考虑到不良反应。在 19 世纪 90 年代，英国一些培训者和兽医报道接种马流感疫苗存在的不良反应，包括局部反应、嗜睡、表现力下降和呼吸问题。流感疫苗的联系和不良反应的报道只是轶事。流感疫苗与报道中的不良反应之间的联系只是传闻，而且随着更好的疫苗佐剂的出现，不良反应的报道也越来越少。几乎所有的厂商都建议在疫苗接种后要休息一段时间，避免由于运动引起不良反应，但是这种说并没有明确的科学依据。

二、活疫苗接种

马流感暴发时，任何关于疫苗反应性所作出的决定都会面临着疾病传播性、扩散的最终范围和病毒与疫苗抗原匹配程度的不确定性。

后勤方面的限制也是要考虑到的，如疫苗开始接种的时间可能推迟、可获得免疫接种的马群范围、每日能够免疫马的数量。

从订购疫苗到接种马获得最佳免疫期间可能要经历 6～8 周：2 周供应疫苗；如果接种疫苗数量较大，2 周进行疫苗接种；疫苗间隔 2

周，第二次免疫后 2 周获得有效的免疫保护。在此期间，在指定疫苗策略的同时还应该考虑到疾病还有可能继续传播。

单纯依靠疫苗并不能控制马流感。还需要采取一些额外的措施，如有效地控制马匹运动和严格执行生物安全程序也是十分必要的。

环围接种不太可能是一种有效的策略，因为马流感的潜伏期短、疫情报道前马是流动的以及疫苗到免疫有滞后性。未感染、未接种的马匹会高度易感，产生新的传染病，特别是在马非法流动时。

从外边界向内大规模接种疫苗，更合乎生物学的意义。这样当局可以提前确定疫苗免疫的缓冲区，降低疾病传播的风险。这项策略的成功实施取决于可以快得到大规模的疫苗、有效的疫苗运输系统和了解当地马匹的位置。

第四节 疫苗面临的挑战

由于马流感呈暴发流行，传播迅速，加之抗原变异程度较大，给防治带来较大困难。中国香港 1992 年暴发马流感过程中，有 75％的注射疫苗马不能抵抗感染。此外英国和瑞士也有类似报道。可见由于病毒的抗原漂移或变异，原有疫苗往往不能提供良好的保护力。造成病毒抗原变异的根本原因在于免疫选择压力。新变异株的出现必然要逃避原有宿主的免疫压力，这也是马流感防治过程中需要克服的主要矛盾；此外，疫苗的标准化、疫苗毒株的选择和合理的免疫程序的制订对本病预防非常重要。过去由于缺少对不同来源的疫苗进行标化，导致不能刺激机体产生足够抗体效力产品的使用，如 Morlcy 等对一个商业性灭活疫苗进行的双盲对照田间试验发现，赛场上的马群面临自然暴发的疾病时，在免疫和未免疫的动物之间未表现出显著的差。

由于流感病毒发生变异快，制作疫苗的毒株如与野外流行的毒株不相符时，可导致免疫失败进而导致本病的严重暴发。另外，合理的免疫程序也是控制本病的关键。免疫程序应使马匹保持足够高的抗体，否则也可能导致免疫失败，使免疫马发病。目前，国际马属动物联合会规定了竞赛动物免疫的最低要求，那就是最初两次免疫间隔 4～6 周，并在 6 个月之后强化免疫一次，然后每年强化免疫一次。随着赛马的兴起和马匹的国际性流动日益增加，给本病的控制带来了挑战。一些马流感暴发要归因于引进染病动物到本地易感的马群中。因此从经济和比赛方面考虑，当马匹流动时对其进行隔离检疫是非常必要的，而短期的隔离检疫通常不能检测出处于亚临床状态的带毒马。这就需要有可靠并且快速的检测方法以诊断检测本病。快速的诊断检测方法的发展增强了我们对马流感活动情况的监测能力，使我们及时了解马流感的流行毒株与流行情况，有利于疫苗毒株的选择，并避免从发病地区运输马匹，从而达到有效控制本病的目的。

 第五节 疫苗用毒株的选择

疫苗能够克服抗原漂移进行保护是防控流感的基础。与其他的 RNA 病毒相同，流感病毒的复制容易出错，导致新合成的病毒突变率很高。大部分突变是无意或是无害的，但是影响 HA（NA）抗原位点的突变会导致新病毒不会被机体内已存在的抗体（先前毒株感染或者疫苗免疫产生的抗体）所识别，我们称之为抗原漂移。人流感疫苗的毒株每年都需鉴定，若干年后这些毒株就会更改以反映世界流行的最具代表性的毒株。

历史上，通过收集不同种类马属动物感染后或免疫后血清进行 HI

试验来监测 H3N8 亚型 EIV 是否发生抗原漂移。在总结各 H3N8 亚型 EIV 抗原的亲缘关系时，观点不一。例如，Hinshaw 等通过用感染后的雪貂血清进行 HI 试验，将 1979—1981 年分离的大部分病毒与原始标准毒株 Miami/63（疫苗中含有此毒株）作比较，发现它们有着本质的不同，因此疫苗中应含有新变异的代表株。然而，Burrows 等判定从 1963—1979 年分离的病毒株只是发生了无关紧要的抗原漂移，疫苗株并不需要发生改变。因为，用 Miami/63 制造的疫苗免疫马后的血清进行 HI 试验时与 1979 年分离的病毒有很强的交叉反应。这一结论没有考虑到 Haaheim 和 Schild（1980）的结果——株特异性抗体比交叉反应抗体更加有效。相对而言，马血清是具有交叉反应性的，尤其是从反复免疫的马匹中获得的血清。相反雪貂能够产生更具有株特异性的抗体。

在 1989 年英国暴发的马流感中发现马匹只有在疫苗诱导机体产生较高水平的抗体时，才能够抵抗病毒的感染。这更加表明 1989 年的分离株发生了很大的抗原性改变，导致了其不能被由 Miami/63、Fontainebleau/79 或 Kentucky/81 株制造的疫苗所产生的抗体所中和。通过分析 HA1 基因序列和利用单克隆抗体分析抗原性表明，1989 年的代表株与当时制备疫苗的毒株有着显著的不同。通过免疫单价疫苗（含有疫苗株或 1989 年毒株的）后用 1989 年毒株进行实验室攻毒，证实了这一假设。尽管所有疫苗都提供了临床保护，但通过评价动物免疫后是否减少排毒发现，疫苗免疫保护与疫苗株和攻毒株之间的抗原差异有着直接的联系。在随后的"关于新出现的马流感毒株的 OIE 和 WHO 专家会议"中，建议马流感疫苗应该更新，应该包含 1989 年的毒株，人们应该致力于加强监测及病毒鉴定方面。

以前人们一直将 H3N8 亚型 EIV 进化分为一个谱系，然而对 HA 序列进行遗传进化分析表明，在 20 世纪 80 年代中期 H3N8 亚型马流感明显分为两个不同的谱系——美洲系和欧洲系。迄今这两个分支一直独立延续。其中的一个分支，除了 1990 年在加拿大分离到的毒株外大都分在欧洲分离得到，而另一个分支明显在美洲分离得到。然而，在一段时期内美洲株很明显已被引入了欧洲。美洲株系和欧洲株系遗传偏离表现在它们的抗原反应性。由于地域的不同导致抗原特性的改变，对于疫苗效力提出了潜在的质疑。在幼驹体内进行的更多的疫苗保护与实验室攻毒试验显示，由美洲毒株制备的疫苗不能有效地抵抗欧洲毒株的感染。田间观测员提出这样的假设，美洲株系和欧洲株系抗原性的不同足以负面影响疫苗的效力。在 1995 年英国暴发马流感期间，免疫欧洲株系疫苗的纯种马抗体水平超过 140 mm^2 能够抵抗感染。然而，1998 年暴发的美洲系马流感，免疫仅包含欧洲毒株的流感疫苗，1/4 的马匹即使抗体水平在 140 mm^2，但是仍然感染了马流感。

　　抗原变异株的共同流行意味着从田间流行的优势毒株中选择新的疫苗株尤为重要。1995 年，经 OIE 和 WHO 组织进一步协商，建立了一个更加正规的马流感监察系统（OIE，1996）。包括 OIE 和 WHO 的流感参考实验室在内的国际专家组重审了暴发流感时收集的数据、田间使用的疫苗以及各年分离株的抗原及基因特性。专家监察小组建议更新疫苗株，并发布在 OIE 公报上。马流感疫苗株是否需要更新的标准大部分是依据用于选择人流感疫苗株的方法。例如，用雪貂和马抗血清进行 HI 试验，分析 *HA*1 基因序列和田间暴发马流感时疫苗免疫是否失效等检测 HA 是否发生变异。田间监察措施的改良，疫苗效力的标准化和疫苗株选择体系的引用，促进了为快速更新疫苗株而建立的快速跟踪许可系统的发展。

第六节　马流感专家监测小组

　　第一例马流感疫苗制于 20 世纪 60 年代。

马流感监测小组的专家包括 OIE 和 WHO 流感参考实验室的代表，他们检查在流感发生地收集的信息。专家组提出疫苗换代意见，发布在 OIE 公报上。

马流感监测专家组（专家团）（surveillance panel）建立的目的是确定包含当前流行株的疫苗，从而增强马流感疫苗的有效性。创办的原因是 1979 年发生的 H3N8 亚型马流感疫情，那次疫情严重影响了英国乃至欧洲的赛马业。在当时，无法知道针对疫情的疫苗免疫失败的原因是疫苗威力不足、免疫安排得不合理还是因为发生了原始疫苗毒株（A/equine/Miami/63）的抗原漂移（antigenic drift）。

1979 年，由 HBLB（Horserace Betting Lvry Board，赛马投注征费局）资助，皇家兽医学院和两家 WHO 流感参考实验室（WHO 流感世界参考实验室与 WHO 流感疫苗标准参考实验室）共同合作，以改善马流感监测（equine influenza surveillance）效果。

1983 年，进行了第一次会议。会议认为有必要按照已有的人类流感监测系统和疫苗标准对马流感进行要求。但是，当时没有足够的病毒株用于疫苗株的研究。因此，1979 年流感暴发后，更新的疫苗株的选择主要依据地域和市场需求，比如美洲的制造商选择美国毒株 A/equine/Kentucky/81，而欧洲制造商选择欧洲毒株 Fontainebleau/789、Brentwood/79 或 Borlange/79。

1981 年，英国、爱尔兰、法国等对纯种赛马进行了强制性疫苗接种，英国的赛马业对强制免疫进程进行了长期的疫苗效力监测，构建了现行马流感监测。OIE 指定了德国、英国、美国的三个实验室有权监督、收集病毒并定性。经过近 10 年的工作，马流感毒株迅速增加，为疫苗株的选择提供了充足的储备。

1989 年，专家监督组增加到了 3 个 WHO 参考实验室，3 个 OIE 参考实验室以及一个斯堪的纳维亚实验室（该实验室对马流感监测工作表现非常积极）。

当达到以下三个标准时就要求更新疫苗毒株，即使用病毒做 HI 或豚鼠血清出现变异，当地完全免疫的马出现感染，对试验攻毒马缺乏保护。

至今提出了三次疫苗更新要求：1993、1995、2004 年。注意，虽然同源性是一致的。但目前，欧洲和美洲仍然选用了各自地区的代表性毒株。实际上，只是在 2008 年（美国）和 2009 年（欧洲）才完成了更新。

参考文献

黄文强．2010. H3N8 亚型马流感病毒灭活疫苗的研制［D］．北京：中国农业科学院．

Altstein A. D.，Gitelman A. K.，Smirnov Y. A.，et al. 2006. Immunization with influenza A NP-expressing vaccinia virus recombinant protects mice against experimental infection with human and avian influenza viruses［J］. Arch Virol，151 (5)：921-931.

Breathnach C. C.，Clark H. J.，Clark R. C.，et al. 2006. Immunization with recombinant modified vaccinia Ankara（rMVA）constructs encoding the HA or NP gene protects ponies from equine influenza virus challenge［J］. Vaccine，24（8）：1180-1190.

Breathnach C. C.，Rudersdorf R.，Lunn D. P.. 2004. Use of recombinant modified vaccinia Ankara viral vectors for equine influenza vaccination［J］. Vet Immunol Immunopathol，98（3/4）：127-136.

Brown D. W.，Kawaoka Y.，Webster R. G.，et al. 1992. Assessment of retrovirus-expressed nucleoprotein as a vaccine against lethal influenza virus infections of chickens［J］. Avi Dis.，36（3）：515-520.

Chen H.，Matsuoka Y，Chen Q，et al. 2003. Generation and Characterization of an H9N2 cold-adapted Reassortant as a Vaccine Candidate［J］. Avian Dis.，47（3）：1127-1130

Crawford P. C. , Dubovi E. J. , Castleman W. L. , et al. 2005. Transmission of e-quine influenza virus to dogs [J]. Science, 310 (5747): 482 – 485.

Crouch C. F. , Daly J. , Hannant D. , et al. 2004. Immune responses and protective efficacy in ponies immunised with an equine influenza ISCOM vaccine containing an 'American lineage' H3N8 virus [J]. Vaccine, 23 (3): 418 – 425.

Crouch C. F. , Daly J. , Henley W. , et al. 2005. The use of a systemic prime/muco-sal boost strategy with an equine influenza ISCOM vaccine to induce protective im-munity in horses [J]. Vet Immunol Immunopathol, 108 (3 – 4): 345 – 355.

Cullinane A. , Weld J. , Osborne M. , et al. 2001. Field studies on equine influenza vaccination regimes in thoroughbred foals and yearlings [J]. Vet J. , 161 (2): 174 – 185.

Dale B. , Brown R. , Kloss J. M. , et al. 1988. Generation of vaccinia virus – equine influenza A virus recombinants and their use as immunogens in horses [M] // Powell DG. Equine infectious diseases. V. Proceedings of the Fifth International Conference. Lexington, KY: University Press of Kentucky: 80 – 87.

Daly J. M. , Mumford J. A.. 2001. Influenza infections [M] //Leukeux P. Equine re-spiratory diseases. Ithaca, NY: International Veterinary Information Service (IVIS) .

Daly J. M. , Yates P. J. , Newton J. R. , et al. 2004. Evidence supporting the inclu-sion of strains from each of the two co – circulating lineages of H3N8 equine influ-enza virus in vaccines [J]. Vaccine, 22 (29/30): 4101 – 4109.

Daly J. M. , Yates R. J. , Browse G. , et al. 2003. Comparison of hamster and pony challenge models for evaluation of effect of antigenic drift on cross protection affor-ded by equine influenza vaccines [J]. Equine Vet J. , 35 (5): 458 – 462.

deJong J. C. , Beyer W. E. , Palache A. M. , et al. 2000. Mismatch between the1997/ 1998 influenza vaccine and the major epidemic A (H3NZ) virus strain as the cause of an inadequate vaccine – induced antibody response to this strain in the elderly [J]. Journal of Medieal Virology, 61 (1): 94 – 99.

Edlund Toulemonde C. , Daly J. , Sindle T. , et al. 2005. Efficacy of a recombinant equine influenza vaccine against challenge with an American lineage H3N8 influenza virus responsible for the 2003 outbreak in the United Kingdom [J]. Vet Rec., 156: 367 – 371.

Edlund Toulemonde C., Daly J., Sindle T., et al. 2005. Efficacy of a recombinant equine influenza vaccine against challenge with an American lineage H3N8 influenza virus responsible for the 2003 outbreak in the United Kingdom [J]. Vet Rec., 156 (12): 367 – 371.

Fouchier R. A, Munster V., Wallensten A., et al. 2005. Characterization of a novel influenza A virus hemagglutinin subtype (H16) obtained from black – headed gulls [J]. J. Virol, 79 (5): 2814 – 2822.

He J. F., Fang S. S., Cheng X. W., et al. 2005. Evaluation on construction and expression in vitro of nucleic acid vaccine of nucleoprotein of influenza virus A [J]. Wei Sheng Yan Jiu, 34 (4): 419 – 422.

Hilleman M. R.. 2002. Realities and enigmas of human viral influenza: Pathogenesis, epidemiology and control [J]. Vaccine, 20 (25 – 26): 3068 – 3087

Hinshaw V. S., Webster R. G., Rodriguez R. J.. 1981. Influenza A viruses: combinations of hemagglutinin and neuraminidase subtypes isolated from animals and other sources [J]. Arch Virol, 67 (3): 191 – 201.

Horimoto T., Kawaoka Y.. 2001. Pandemic threat posed by avian influenza A viruses [J]. Clin Microbiol Rev., 14 (1): 129 – 149.

Hulten C., Sandgren B., Skioldebrand E., et al. 1999. The acute phase protein serum amyloid (SAA) as an inflammatory marker in equine influenza virus infection [J]. Acta Vet Scand, 40: 323 – 333.

Kanesa – thasan N., Smucny J. J., Hoke C. H., et al. 2000. Safety and immunogenicity of NYVACJEV and ALVAC – JEV attenuated recombinant Japanese encephalitis virus – poxvirus vaccines in vaccinia – nonimmune and vaccinia – immune humans [J]. Vaccine, 19 (4/5): 483 – 491.

Kittel C., Sereinig S., Ferko B., et al. 2004. Rescue of influenza virus expressing GFP from the NS1 reading frame [J]. Virology, 324 (1): 67 – 73.

Kodihalli S. KD, Webster R. G.. 2000. Strategies for inducing protection against aivan influenza A virus subtypes with DNA [J]. Vaccines, 18 (23): 2592 – 2599.

Lopez A. M., Hines M. T., Palmer G. H., et al. 2003. Analysis of anamnestic immune responses in adult horses and priming in neonates induced by a DNA vaccine expressing the vapA gene of Rhodococcus equi [J]. Vaccine, 21 (25 – 26): 3815 – 3825.

Madic J., Martinovic S., Naglic T., et al. 1996. Serological evidence for the presence of A/equine – 1 influenza virus in unvaccinated horses in Croatia [J]. Vet Rec., 138 (3): 68.

Maeda Y., Hatta M., Takada A., et al. 2005. Live bivalent vaccine for parainfluenza and influenza virus infections [J]. J. Virol, 79 (11): 6674 – 6679.

Mbawuike I. N., Zhang Y., Couch R. B.. 2007. Control of mucosal virus infection by influenza nucleoprotein – specific CD8$^+$ cytotoxic T lymphocytes [J]. Respir Res, 8: 44.

Minke J. M., Audonnet J. C., Fischer L.. 2004. Equine viral vaccines: the past, present and future [J]. Vet Res, 35: 425 – 443.

Minke J. M., Fischer L., Baudu P., et al. 2006. Use of DNA and recombinant canarypox (ALVAC) vectors for equine herpes vaccination [J]. Vet Immunol Immunopathol, 111 (1 – 2): 47 – 57.

Minke J. M., Siger L., Karaca K., et al. 2004. Recombinant canarypoxvirus vaccine carrying the prM/E genes of West Nile virus protects horses against a West Nile virus –mosquito challenge [J]. Arch Virol Suppl (18): 221 – 230.

Morley P. S., Townsend HGG, Bogdan J. R., et al. 1999. Efficiency of a commercial vaccine for preventing disease caused by influenza virus infection in horses [J]. J. Aln Vet Med Assoe, 215: 61 – 64.

Mumford E. L., Traub – Dargatz J. L., Carman J., et al. 2003. Occurrence of infectious upper respiratory tract disease and response to vaccination in horses on six sentinel premises in northern Colorado [J]. Equine Vet J., 35: 72 – 77.

Mumford J. A.. 1990. The diagnosis and control of equine influenza [J]. Proc AmAssoc Equine Pract, 36: 377 – 385.

Newton J. R., Daly J. M., Spencer L., et al. 2006. Description of the outbreak of equine influenza (H3N8) in the United Kingdom in 2003, during which recently

vaccinated horses in Newmarket developed respiratory disease [J]. Vet Rec. , 158
(6): 185 - 192.

Newton J. R. , Texier M. J. , Shepherd M. C. . 2005. Modifying likely protection
from equine influenza vaccination by varying dosage intervals within the Jockey
Club Rules of Racing [J]. Equine Vet Educ, 17 (6): 314 - 318.

Newton J. R. , Townsend H. G. , Wood JLN, et al. 2000. Immunity to equine influ-
enza: relationship of vaccine - induced antibody in young thoroughbred racehorses
to protection against field infection with influenza A/equine - 2 viruses (H3N8)
[J]. Equine Vet J. , 32: 65 - 74

Oxburgh L. , Akerblom L. , Fridberger T. , et al. 1998. Identification of two anti-
genically and genetically distinct lineages of H3N8 equine influenza virus in Sweden
[J]. Epidemiol Infect, 120 (1): 61 - 70.

Oxburgh L. , Berg M. , Klingeborn B. , et al. 1993. Equine influenza virus from the
1991 Swedish epizootic shows major genetic and antigenic divergence from the pro-
totype virus [J]. Virus Res. , 28 (3): 263 - 272.

Paillot R. , Daly J. , Juillard V, et al. 2005. Equine interferon gamma synthesis in
lymphocytes after *in vivo* infection and *in vitro* stimulation with EHV - 1 [J].
Vaccine, 23 (36): 4541 - 4551.

Paillot R. , Kydd J. , Sindle T. , et al. 2006. Antibody and IFN - γ responses in-
duced by a recombinant canarypox vaccine and challenge infection with equine influ-
enza virus [J]. Vet Immunol Immunopathol, 112 (3 - 4): 225 - 233.

Park A. W. , Wood J. L. , Daly J. M. , et al. 2004. The effects of strain heterology
on the epidemiology of equine influenza in a vaccinated population [J]. Proc Biol
Sci. , 271 (1548): 1547 - 1555.

Proietti E. , Bracci L. , Puzelli S. , et al. 2002. Type I IFN as a natural adjuvant for
a protective immune response: lessons from the influenza vaccine model [J].
J. Immunol, 169 (1): 375 - 383.

Quinlivan M. , Zamarin D. , Garcia - Sastre A. , et al. 2005. Attenuation of equine
influenza viruses through truncations of the NS1 protein [J]. J. Virol, 79 (13):
8431 - 8439.

Rimmelzwaan G. F.，Nieuwkoop N.，Brandenburg A.，et al. 2000. A randomized，double blind study in young healthy adults comparing cell mediated and humoral immune responses induced by influenza ISCOM vaccines and conventional vaccines [J]. Vaccine，19 (9/10)：1180－1187.

Schickli J. H.，Flandorfer A.，Nakaya T.，et al. 2001. Plasmid－only rescue of influenza A virus vaccine candidates [J]. Philos Trans R Soc Lond B Biol Sci.，356 (1416)：1965－1973.

Slater J.，Hannant D.. 2000. Equine immunity to viruses [J]. Vet Clin North Am Equine Pract，16 (1)：49－68.

Soboll G.，Horohov D. W.，Aldridge B. M.，et al. 2003. Regional antibody and cellular immune responses to equine influenza virus infection，and particle mediated DNA vaccination [J]. Vet Immunol Immunopathol，94 (1/2)：47－62.

Takashi Yamanaka，Niwa H.，Tsujimura K，et al. 2008. Epidemic of Equine Influenza among Vaccinated Racehorses in Japan in 2007 [J]. Vet Med Sci.，70 (6)：623－625.

Townsend H. G.，Lunn D. P.，Bogdan J.，et al. 2003. Comparative efficacy of commercial vaccines in naive horses：serologic responses and protection aft er influenza challenge [J]. ProcAmAssoc Equine Pract，49：227－229.

Townsend H. G. G.，Penner S. J.，Watts T. C.，et al. 2001. Efficaey of a cold－adapted，intranasal equine influenza vaccine：challenge trials [J]. Equilne Vct J. (33)：637－643.

Ulanova M.，Tarkowski A.，Hahn－Zoric M.，et al. 2001. The common vaccine adjuvant aluminum hydroxide upregulates accessory properties of human monocytes via an interleukin－4－dependent mechanism [J]. Infect Immun，69：1151－1159.

Van Maanen C.，Cullinane A.. 2002. Equine influenza virus infections：an update [J]. Vet Q.，24：79－94.

Wattrang E.，Jessett D. M.，Yates P.，et al. 2003. Experimental infection of ponies with equine influenza A2 (H3N8) virus strains of different pathogenicity elicits varying interferon and interleukin－6 responses [J]. Viral. Immunol，16 (1)：57－67.

Wilson W. D. , Mihalyi J. E. , Hussey S. , et al. 2001. Passive transfer of maternal immunoglobulin isotype antibodies against tetanus and influenza and their effect on the response of foals to vaccination [J]. Equine Vet. J. , 33 (7): 644 - 650.

Wright P. F. , Mestecky J. , McElrath M. J. , et al. 2004. Comparison of systemic and mucosal delivery of 2 canarypox virus vaccines expressing either HIV - 1 genes or the gene for rabies virus G protein [J]. J. Infect Dis. , 189 (7): 1221 - 1231.

Yates P. , Mumford J. A. . 2000. Equine influenza vaccine efficacy: the significance of antigenic variation [J]. Vet. Microbiol, 74: 173 - 177.

第七章

预防与控制

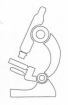

由于赛马、育种等需求日益增加，国际间马匹运输非常频繁，这对马流感的防控十分不利。由于感染马进入马流感无疫区而导致的马流感疫情暴发的案例也越来越多（Powell，1995；Wernery，1998）。目前公认在运输目的地进行的短期隔离检疫一般很难防止隐性带毒马对马流感病毒的扩散。最好的办法是运输前对马匹进行检疫隔离，并对运输的畜群进行免疫，以防病毒扩散。

越来越多的诊断技术和免疫措施可以防止马匹流通造成的马流感传播风险。OIE 守则委员会（The Code Commission of the OIE）要求，无马流感的马匹进口国应该要求来自疫源国的马匹在运输前必须全部免疫，而且，马匹必须在追加免疫 2~8 周内进行运输（OIE，1998）。还可以对血清样品补充进行 SRH 检测，使用 SRH 检测可以区分潜在的易感动物，从而在运输前进行再次免疫以增加抗体水平。目前，很多马流感快速诊断方法到达目的地进行隔离检疫的马匹进行快速检测，从而有助于降低感染马进入当地易感马群的风险。

第一节 国际常见防控策略与措施

马流感病毒虽然亚型单一，但是经常发生抗原漂移等变异，而且目前也没有能够完全阻断病毒感染的疫苗。因此，对马流感的防控主要以及时发现、迅速隔离、追加免疫为主。为了面对疫情时能够迅速做出对策，欧美等马产业发达国家建立了一系列组织机构和制度以及时应对马流感疫情。

一、利用行业协会建立信息网

马流感的现代防控体系是随着以赛马业为代表的现代马产业的发展

而建立起来的，起步于 20 世纪 50—60 年代，马流感的病原多为此时开始分离。随着越来越多病原的发现和疫情传播，人们认识到除了政府部门要加大监督力度以外，还必须建立能够迅速发布信息，互相交流协作的平台。于是，在 60 年代，欧美各国不约而同地成立了马业相关的各种协会，比如英国马兽医协会（British Equine Veterinary Association, BEVA）（http：//www. beva. org. uk/home），美国马委员会（American Horse Council，AHC）（http：//www. horsecouncil. org/）以及日本中央竞马会（Japan Racing Association，JRA）（http：//japanracing. jp/cn/organization/association. html）等，这些协会有的专门关注马病防控（BEVA），有的通过分支机构（AHC、JRA）关注马病防控。无一例外，各马产业发达国家均有至少一个由业主、专家、政府组成的机构用于马病防控的政策制定和监督。以英国马兽医协会为例，该协会由 1961 年创办初期的 157 人经过半个世纪的发展，到了现在拥有会员 2 000 人，该协会聚集了英国最权威的马专家、业主、企业代表等马业相关人员，通过 BEVA 这个平台，将诊断、预防、医疗、福利、科学研究、管理等不同专业人员有效地串联起来，形成了有机的整体。通过该协会的协调，高效的将政府、业主、企业融入到全国马病防控体系中。

二、建立动物疫病监测计划

自 1990 年起，欧洲制定了一系列动物疫病监测计划（surveillance programs），这些计划的目的是通过及时发现抗原漂移，保证使用最有效的疫苗株。对马流感防控起到重要作用的计划有：瑞士的 "Equinella"，世界卫生组织（WHO）和国际兽医局（OIE）联合建立的国际马病监测计划等。

例一：马流感专家监测小组（the equine influenza expert surveillance panel）的建立（Daly，2004）。

专家组成立之初没有足够的病毒株用于疫苗株的研究，经过近10 年的工作，马流感毒分离株逐渐增加，为疫苗株的选择提供了足够的储备。

该专家组经过近 30 年的工作，不断发布各类马流感信息，建立了权威的马流感疫苗株储备库，极大丰富了世界流感资源，为马流感诊断、疫苗的制造商随时提供最新最权威的信息。

例二：马属动物疾病季度报告制度（equine quarterly disease surveillance report）的建立。2003 年，英国政府发布了承诺增强兽医监督的策略文件，作为其中的一部分，英国环境食品及乡村事务部（department for environment，food and rural affairs，DEFRA）扩展了动物疾病季度监督报告的范围，将马和驴等马属动物囊括其中。新建立的马属动物监测系统是一个由不同部门共同形成的统一体，由总部位于纽马克特市的家畜健康托拉斯（Animal Health Trust，AHT）进行统一协调。AHT 制定了动物健康和福利策略（animal health and welfare strategy），基于该策略，AHT 联合 DEFRA、BEVA（British equine veterinary association，英国马兽医协会）组成了一个由不同部门、不同马病参考实验室以及专家形成的网络体系。

该体系中，DEFRA 作为政府代表，提供政策依据；BEVA 作为基层代表，由基础成员提供各类马病信息以及科研资料；而 AHT 作为枢纽，将政府与基层联系起来，总结各类信息，分析后公开发布，使得英国马业自上而下以最快的速度获知本国马疾病的发生情况从而合理制定政策或采取防控措施。

该季度报告自 2004 年末第一次发布至今，每季度都及时公布了英国各地马病的发生情况，对英国马病防控起到了重要作用。该季度报告在 2006 年报道了免疫马中发现马流感病毒突变株，并持续关注英国马流感发生情况，发表了多篇预测公告，警告马主防控流感。2007—2008年，英国马业未受到席卷全球的马流感疫情影响，其中，该报告的成功运行功不可没。

Christine 等（Christine，2006）总结了面对疫情最通用的几点措施，可为我们提供参考。

（1）在最终确诊前，对所有表现出临床症状的马进行隔离检疫（quarantine）。隔离检疫程序取决于隔离设施、马匹存放畜舍的设施以及可能暴露于病毒的马匹数量。

（2）将已经接触过感染马的马匹隔离开。必须将可能接触病毒的马与未接触病毒的马，尤其是那些易感马（如马驹、从未免疫过的小马、未接种过疫苗或近期未接种过疫苗的马、受压力过大的马或孕马）分离开进行预防。

（3）对接触过感染马的疫苗接种马要特别留意，这些马不会表现出临床症状而且在它们瞬时散播病毒时不易被察觉，所以这些马是亚临床病毒散播者。如果这些马使用的疫苗株与感染毒株亲缘较远，疫苗接种马也可能会发展出临床症状。

（4）细心监控可能接触病毒的马是否出现病毒感染的早期症状，如果可能，尽量降低马的运动强度。

（5）一旦出现临床症状，马上暂停所有受影响马的训练。

（6）避免密集饲养。

（7）停止马舍马匹的出入运输。

（8）使用鼻拭子诊断技术（ELISA、PCR、病毒分离）进行诊断。为之后进行的配对血清学诊断收集血清。

（9）所有可能感染的马隔离 2 周。

（10）给未接触病毒的马匹进行追加免疫。

（11）使用季铵化合物、酚类消毒剂、福尔马林或氯基类消毒剂对污染的马厩、设备和车辆等进行消毒。

四、防控策略及方法

马流感防控主要是通过严格的隔离检疫和移动控制，将马流感（EI）病毒控制在感染区域。如果马流感（EI）早期被检测出来并且只发生在局部地区，主要防控策略将是通过隔离检疫和移动控制来控制疾病并最终消灭，而不需要进行疫苗接种。如果隔离检疫和控制转移无法有效地将疾病控制在某一区域，或者疾病已经大范围发现，可以通过疫苗接种的方式来控制疾病的扩散（只要有可用疫苗即可）。执行此防控策略时，需要进行不断沟通，有效的媒体和公共宣传，以确保疾病的危害以及长期暴发疾病对马匹行业造成的严重经济损失得到充分的宣传。

1. **隔离检疫与限制流通**　《OIE 陆生动物卫生法典》明文规定，该国家想要取得赛马及马术比赛资格必须该地区没有马流感疫情。控制马流感传播的关键是尽早诊断并马上采取有效的隔离（包括动物及污染物）及限制流通等措施。目前常见的办法是在动物活动的范围内设立栅栏（限制动物活动范围）建立分级场所和区域，这样可以有效地控制高传染性及突发的动物疾病的传播。

疫情暴发期间，必须在一定时期内禁止马匹移动，这样可以将疫情蔓延的风险降到最低。同时，可以在疫情感染区将隔离及运动控制措施设立几个等级。确认感染场所（IP）和危险的接触场所（DCP），并在感染区和危险接触区周围划立限制区（RA）（详见《附录六　分级场所或地区的定义》）。在限制区实施高等级的运动限制及监测措施。

在限制区周围设立控制区（CA）。设立控制区的目的是为了控制易感动物的活动，这对于疫情追查和流行病学研究是很必要的。可在控制区设立低等级的运动限制及监测措施。

隔离检疫和移动限制也会受到疫区疫情严重程度的影响。例如，在已经污染，疑似污染和有接触感染风险的马厩，马匹进出和在马厩内部移动将会受到限制。在条件允许情况下，所有的马匹都应该移动到距离相邻马厩至少 50 m 以外的中央围场。感染事件发生后，已经确定被感染源污染的马厩（IPs）应该继续被隔离检疫 30 d。限制区域（RA）应该包括所有的污染马厩、有接触感染风险的马厩（DCPs），条件允许情况下，还应该包括怀疑有风险的马厩（SPs）。通常情况下，可能需要不止一个限制区域（RA），所有马匹都应该被定位、记录并限制其远离相邻马厩围栏。限制区域（RA）内禁止一切马匹的转移，除非在特殊情况下，并且需要得到许可。限制区域（RA）内禁止一切马匹的表演、销售和聚集。马匹只能允许在指定的入口和出口进出限制区域（RA）。马匹移动到目的地后要进行隔离检疫。考虑到多种自然条件的边界，在隔离区半径 10 km 范围内，应严格禁止马匹的移动，以防止风媒引起的扩散，确保没有非法的动物运输。限制区域内的限制一般至少持续 8 周（即 4 周控制马流感的传播，4 周证明没有新的感染的出现）。控制区域（CA），在第一例病例发生的省份或边界（如有需要可以扩大），指在限制区域（RA）周围对马匹的运动进行控制，直到完成病原追踪和流行病学的研究为止。在感染情况确定之前，禁止将马匹移入或移出控制区域。控制区域内马匹的移动必须要有许可证。当移动禁令颁发之后，许可证只能颁发给已经在运输途中的马匹或特殊情况。当疫情暴发范围被可靠确认，并且疫情得到控制或者衰减后，控制区域的范围将会调整并放松马匹转移的限制。为了加强控制、减少资源投入和恢复正常的活动，控制区域的边界应尽快减少。

在公告区域要一直实行动物行动管控，直到完成疫情追查及监测显示疫情传播得到控制为止。之后，将会重新评价并修改限制区和控制区的范围及动物行动管控的等级。如果疫情蔓延，那么将要扩大限制区和控制区的范围。

2. **追查疫源**　对感染马匹的追溯与跟进式追查机制会帮助确定感染区并预测危险接触区。

追查目标应包括：马匹、马匹运输工具、马匹的装备（包括马鞍、缰绳和马嚼子、修饰装备、骑行服及保定工具），兽医及其他服务人员的衣服和装备，马匹经理人、兽医（偏向于外科医师）、蹄铁匠、马牙科技师、人工授精技术人员、按摩师、训练师、骑师、饲养员以及其他相关服务人员，被用于宠物饲料的马匹的尸体、精液和胚胎。以上目标均有可能成为疫情的发源地或传播途径。

追溯与跟进式追查机制还应被应用于疫情暴发后感染马的排毒期（7～10 d）和马流感病毒在环境中的毒力减弱期。

3. 实时疫情监测　疫情发生时，进行实时监测对于发现未检测到的传染病及判定暴发程度有重要作用，实时监测还将为疫情控制提供佐证。

疫情的监测策略：由于马流感的高度传染性，监测任务应该按照以下顺序进行。

（1）追踪高风险的马匹，特别是饲养在污染马厩中的马匹。

（2）检查污染马厩附近的有接触感染风险的马厩内的所有马匹。

（3）排查限制区域和控制区域内的所有怀疑有风险的马厩，特别是那些有报告发生过疑似临床症状的。

马流感的短期潜伏意味着如果感染，第一次去检测时可能会发现临床症状。如果没有发现症状，需要进一步进行 10 d 的定期监测。理想情况下，应该是每天都检测，但是由于受到资源的限制，可能需要间隔。在间隔期，感染场所和有接触感染风险的场所的场主或负责人应该检测所有马的直肠温度和临床症状（如果可能），发现任何异常，及时上报。如果连续的 10 d 监测都没有发现有感染马流感的迹象，有接触感染风险的场所可以进行重新评估分类。如果连续 10 d 监测所采集到的样品没有感染马流感的迹象，污染场所可以进行重新评估分类。如果条件允许，限制区域内的所有马匹都应该被检查，或者至少每周进行，以确保其没有感染。牧场主或者负责人应该检测所有马的直肠温度和临床症状（如果可能），发现任何异常，及时上报。限制区域内最后一匹感染的马表现出临床症状后，限制区域和控制区域内的马匹还应该被监测 4 周以上，以确保病毒已被消灭。如果没再检测出感染个体，移动限制可以撤销。

实时检测时应设立符合病例鉴定规范标准的马流感病例定义。例如，马流感是马的高发病率的呼吸道疾病，伴有发热、咳嗽和流鼻涕症状，包括/不包括接触风险（详见本书第四章）。

兽医和马主必须上报马匹的疑似呼吸道疾病案例。一旦符合马流感病例定义，官方兽医必须尽快赶到现场并对样本进行合理诊断。发热马匹可应用抗原检测试验进行诊断（详见本书第五章）。

对于危险接触场所和可疑场所的监测：要对每匹马进行临床症状监测并且每天两次对其进行直肠体温检查。大群马进行直肠体温检查可能并不实际，但对于未感染马的临床症状监测还是很容易做到的。在疫情暴发期间，危险接触场所和可疑场所由于需要限制人员和马匹流动。因此，兽医等监测人员可能无法每日进行监测，这就需要依靠马主及马场管理者进行密切观察监测。

当监测工作完成，危险接触场所和可疑场所没有明显临床现象时，需要进行配对血清学试验（分别采集相距 14 d 的两批血清样本），从而确认该地区已无疾病发生。

4. 感染动物的治疗　对病畜治疗往往针对临床症状（详见本书第八章）。

5. 动物销毁　马流感的临床病程短、死亡率低，并且马匹不会长期带毒。因此，康复马匹可正常饲养。但发病死亡动物尸体必须深埋或焚毁。

6. 动物产品及副产品的处理　马流感病毒可能存在于新鲜的或是冷冻的马肉中。因此，在急性感染期死亡的马匹的尸体会造成污染，不能用于食用和用于动物饲料。不过，正常的烹饪过程会使马肉中的马流感病毒失活。在限制区域内，马肉应该被煮熟后再制作动物饲料（包括用于宠物食品）。

7. 动物产品及副产品的清理　马流感病毒在宿主体外很难长时间存活，且阳光照射会加速其失活。如果能做好适当的卫生防范措施，运输工具和屠宰场可以做到净化处理，感染的或是疑似感染的动物尸体不太可能造成病毒的传播。堆肥、掩埋或燃烧污染草垫、肥料和其他马厩废物都可使病毒灭活。在感染场所，允许操作人员按照相关卫生规定进行屠宰，未受影响的马匹要远离屠宰场的卡车和货物。卡车还需要提供清洁和消毒证明，以保证其不会成为疾病传播的污染源。直到隔离检疫解除之前，感染场所的卧床废料、粪便和其他废弃物必须储存、焚烧、掩埋或堆肥处理。对于大型的养殖培训中心可能比较难做到，在这种情况下，可以转移到规定的相关场所进行堆肥或掩埋处理。

　　8. **净化消毒**　由于马流感病毒在环境中是极其脆弱的，所以马的运输工具和马的装备及其他用品能得到净化的话，将对控制病毒传播起到非常大的作用。所有与感染场所、有接触感染危险的场所以及可疑场所接触过的人、设备和车辆都必须进行消毒。无论是在限制区域、控制区域或者更广泛的区域，所有接触马匹的人员，包括兽医、训练师、骑手、农民、烙印师和外科医生，都应该进行严格的个人消毒。监测和疫苗接种团队在进出马厩时必须严格遵守生物安全程序。跑马场和其他培训场地的拴马栏位在存放过来自感染场所，有接触感染危险的场所以及可疑场所的动物后，必须清洁消毒并空置 10 d 后，方可继续使用。所有在限制区域内的马匹禁止转移，除非有特殊的批准并进行严格的消毒。在疾病暴发时期，所有在控制区域和未受影响的区域内转移马匹的车辆，在装卸马匹后必须严格清洗消毒，尽全力防止感染传播到其他区域。

　　9. **疫苗接种**　在马流感暴发阶段采取对未感染马群进行疫苗接种是控制策略的重要部分。有效地马流感疫苗的毒株应与暴发疾病的毒株在流行病学上有相关性，这样疫苗可以更有效地控制疫情。而如果疫苗株与暴发株的亲缘关系较远的话，则有可能造成保护率低且接种马匹出现亚临床感染，并会使疫情延长。对于在疫情暴发时接种的易感马匹，要认真做好标识，否则就要对其进行血清学监测。接种的马匹要做好标记或是有比较详尽的记录。目前的血清学分析无法分辨到底是疫苗接种还是病毒感染造成的抗体水平升高。而基因工程疫苗的出现，则可以很好解决这一问题。

疾病暴发前的疫苗接种可有效预防疫情暴发，但我国尚无市售马流感疫苗。笔者建议在部分马匹流通频繁地区或赛马比赛中进口适量疫苗进行免疫保护。不需要对临床发病马匹接种疫苗。

如下情况可以批准对马匹进行疫苗接种：发现疾病时疫情已经大范围扩散，对大量马匹有直接风险；早期的控制方法都已经失效，疾病的蔓延已经超出了起初的限制区域并且将会在马群中普遍暴发。

国际上常见的接种疫苗的程序包括：集中接种，可增强群体免疫力；环状免疫接种，在感染识别区外围进行大范围环状接种可防止疫情蔓延；预防性接种，对于目标畜群来说可降低感染传播的可能性。

马流感疫苗目前只涉及 H3N8 亚型，疫苗研发需要密切关注近期国际上暴发的疫情，因为有证据显示，H3N8 亚型马流感病毒会发生抗原漂移。英格兰纽马克特市的 EquiFluNet 是一家马流感全球监测网站，该机构受雇于动物卫生信托机构，提供最新的关于疫苗毒株的信息。监测专家小组向 OIE 标准委员会发送报告，其推荐的疫苗株规范会公布于 OIE 的年度公告中。

易感马群中，肌内注射初始剂量的灭活苗，可在 7～10 d 后产生免疫力，之后的二免非常关键。大多数疫苗的使用手册要求二免在首免后 4～6 周。为了避免感染疾病，至少应每隔 3～4 个月就进行一次免疫，而为了避免疾病发生至少应该每 6 个月就要进行一次免疫。免疫间隔时间越长，灭活苗产生的抗体水平越高。疫苗接种后，可以通过血清学监测马群疫苗应答情况，并保证疫苗接种后会产生足够的免疫力来对抗病毒感染。

2003 年南非暴发马流感的时候，为了获得更好的免疫效价，首免和二免的时间间隔超过了 2 周，达到 4～6 周。这种疫苗接种方法产生的抗体水平足以使大多数马避免感染。而如果将首免和二免的时间间隔减少到 2 周的话，相应的疫苗产生的抗体保护时间也会随之减少，这就有必要在二免后 3 个月进行第三次免疫。

10. **野生动物控制**   为了彻底消灭马流感，还应该防止疫情传播至野生马群。如果野生马群与驯养马群离的较近的话，要扩大两个种群的隔离范围（50 m 以上）。1986 年暴发于南非的马流感疫情，疫区的野生斑马就得到了很好的控制。

11. **媒介控制**   只有马属动物才会传播马流感，马流感病毒基本不可能通过昆虫及啮齿类动物叮咬传播。因此，马流感防控时不必考虑媒介控制。

12. **哨兵动物和补充**   任何情况下，都没有必要去扑杀感染马匹。如果感染区内马匹由于其他原因造成数量减少并需要补充动物，那也得 10 d 后才可以，而且须等到该区内彻底净化并消毒后才能引进。

如在隔离感染马匹 4 周后，引进马没有出现临床症状，就可认为是安全的了。

13. **公众告知**   使公众了解马流感和熟悉该病的防控方法，对于马流感防控非常重要。应将这些知识和制度向马主或相关公众及时普及，一旦疫情暴发，将有助于疫情控制，并可对疫情控制建立公众信心。

保证全面、准确地告知行业相关各种组织及服务供应商也是至关重要的。许多马场老板所在区域不隶属于任何组织，他们只能通过非正式接触或是媒体来获取信息。

马产业从业人员所需的特有意识包括：运动管控通知及如何实施；马主及兽医需及时上报疑似呼吸道疾病病例，这样可以尽早确诊潜在感染，甚至对于完成追查和流行病学调查也是必要的。相关人员须承担上报疑似马流感病例及其他须上报的疾病的法律职责；预防马流感蔓延的生物安全程序。

赛马及马术比赛需要得到公众认同。近几年暴发于亚洲的禽流感因人畜共患而受到关注，有的人也担心马流感是否也会跨种间传播而感染人。需要告知公众，马流感只会引起马的短期苦痛，不会威胁人的健康，而且当相关的比赛取消时应该明确告知公众是何种原因导致比赛取消。

五、无疫情的标准

公开宣布已无疫情应该做到：①限制区域内未免疫，血清为阴性的马匹，无马流感临床症状。②最后一匹被感染的马出现临床症状 4 周后，将未感染、未免疫的敏感马匹放入其中。每天两次监控直肠温度，观察临床症状并进行鼻咽部棉签采样，连续 10 d 以证明无感染。③对限制区域和控制区域内的马匹进行血清学监测（短期内因为疫苗接种和之前的感染会影响血清学检测的结果）。④限制区域和控制区域内马匹急性呼吸疾病的马流感病毒检出为阴性。

 第二节 预防免疫的策略

预防马流感需要多管齐下。最重要也是最难的就是给予马匹足够的营养，并减少压力。其他重要的管理程序还有：①小心管理畜群新引入的马匹，将新进马匹隔离到单独的圈舍，进行 2～3 周疾病监控。②将畜群中可能接触过病毒的马匹（如曾经单独饲养的母马、马驹、1 岁马、经常旅行和演出的老龄和免疫抑制的马）隔离饲养。③从畜群中把旅行的马匹隔离。④按照使用性或功能性隔离马匹。⑤进行有效的预防接种。

接种疫苗的最终目标是防止感染，从而防止临床疾病、病毒复制和疾病传播。不过，一直到现在还很难完全实现这个目标，因为可用的流感疫苗不能诱导完全免疫保护。因此，疫苗接种马也可能被 EIV 感染，呈亚临床症状并散发病毒感染其他马。所以，防止疾病传播的管理措施是流感防控的重要组成部分，即使在接种疫苗的马群中也极为重要。现在流感疫苗研究的一个主要目标是制造出能够跨越自然感染诱导的完全免疫和灭活的佐剂疫苗诱导的不完全免疫之间的鸿沟的疫苗，北美洲目前一直使用的疫苗就是灭活疫苗。

对自然感染的免疫反应的理解，有助于解释当前的一些疫苗的局限性，将为今后发展改进的疫苗提供重要线索。免疫系统对流感病毒自然感染的反应是产生特异性局部 IgG 和呼吸道分泌物中的分泌型 IgA，并生成循环的 IgG 抗体和抗原特异性细胞毒性 T 淋巴细胞（CTLs）。CTLs 可以杀死并清除病毒感染的细胞。因此，CTLs 在感染动物恢复期起重要作用。自然感染后，马匹局部抗体迅速下降、循环抗体水平逐步下降，但是马匹对同源毒株再次感染的免疫力通常可持续至少 1 年。即使局部抗体和系统抗体几乎检测不到，马匹仍能抵抗病毒再感染，原因可能是抗原特异性 CTLs 可以持续存在数月（Hannant，1996）。而传统的肌内注射灭活佐剂疫苗（inactivated adjuvanted vaccine）诱导的免疫反应与自然感染诱导的免疫反应是不同的（Van，2002）。这类灭活疫苗通常诱导的鼻腔分泌物中的病毒中和抗体水平较低，也不能刺激黏膜 IgA 反应或足够的细胞介导反应。因此，疫苗接种马并不能完全预防 EIV 对呼吸道黏膜的感染，也能在接种数周内被感染并散播病毒。灭活疫苗诱导的部分免疫持续的时间有限（不同疫苗的免疫期从几周到7 个月），其免疫保护表现为减轻临床症状，减少感染马散发病毒的数量（Nelson，1998；Wilson，1998）。

灭活流感疫苗诱导的保护主要依靠诱导高水平的抗 HA 抗原的 IgGa 和 IgGb 循环抗体。保护程度明显与 HA 抗体效价相关。通常检测抗体的方法是单向辐射溶血试验或血凝抑制（HI）试验。有很多因素影响灭活疫苗诱导的血清学反应。例如，疫苗包含的抗原的制备方法、抗原物质、佐剂的性质，免疫马匹接种疫苗或感染病毒的历史、年龄、母源抗体状况等。疫苗株与流行株的同源性也是决定灭活疫苗效力的一个重要因素。如果疫苗株与感染毒株的同源性不高，那么即使免疫接种马的抗体效价较高，也可能被感染并发病。

在欧洲，科学家进行了大量的基于病毒感染和现地流行病学的研究，这些研究对多年来欧洲马流感疫苗的使用起到了重要作用。相反，对在北美销售的流感疫苗的有效性研究至今仍然很少。20世纪90年代连续三年对加拿大萨斯喀彻温省的一间纯种赛马场进行过大截面和纵向前瞻性流行病学研究，没有记录任何在最近接种疫苗的马感染流感的风险降低（Wilson，1998）。此外，一个由相同研究人员进行的双盲随机对照试验表明，在预期的流感流行前，给马匹进行市场主流的疫苗免疫接种，虽然减短了临床病程，但是并不能明显降低患呼吸道疾病的风险或减轻疾病的严重程度（Morley，2000）。在这些研究中进行的血清学检测结果表明，免疫失败的原因是疫苗没有能够诱导抗体达到有效的保护效价。事实上，很多马匹都未能检测到血清学反应，在随后1997—1998年对科罗拉多州北部接种过氢氧化铝佐剂灭活疫苗（Flumune® and Rhino-Flu，Pfizer，含Miami/63 H3N8毒株）的6个马场173匹马进行的研究也证实免疫马不能诱导有效滴度的保护抗体（Mumford，2003）。与之明显对比的是，Newton（2000）研究发现，在英国73%的免疫接种的2岁赛马在二免后2周获得了保护效价，使用的是在欧洲注册的一种氢氧化铝佐剂疫苗，而使用的毒株是最近分离的H3N8毒株。

在做免疫接种计划时需要考虑5个方面：

1. **成年马基本免疫接种** 给以前未免疫过的成年马接种以下疫苗：

（1）Flu Avert™ I.N. 滴鼻单剂量接种。

（2）灭活的肌内注射疫苗 按照说明进行2个剂量，间隔3～6周进行免疫接种。虽然疫苗生产商没有明确要求，但是在第8～12周进行第3次免疫可显著增强效力。

（3）金丝雀痘病毒载体疫苗 2个剂量接种，间隔4～6周，第2次接种后5个月再次免疫接种。

2. **马驹免疫** 母马在产驹期间的抗体水平在很大程度上决定了其马驹的循环抗体滴度（circulating antibody），所以，对马驹或断奶小马在第一年接种流感疫苗产生的抗体也有重要影响。目前已经证明，母源抗体可以完全阻断 6 个月内免疫的小马对灭活疫苗的血清学反应（Wilson，2001）。母源抗体一般可持续至马驹 9 个月大，在部分抗体浓度很高的马驹中时间还会更长。因此，免疫马生产的马驹最好在 6～9 个月时进行首次免疫，并进行 3 次接种。一项对纯种马幼驹的研究发现，1 岁内的马驹在进行训练前很少感染流感，这表明良好免疫的母马生产的 1 岁内小马感染流感的风险较低（Newton，2000）。血清学阴性或未免疫马生产的小马可以在 3 个月进行免疫接种，如果接触病毒的风险较高，还可以在出生后更短的时间免疫接种。

Flu Avert™ I. N. 疫苗已被批准给 11 个月龄以上马匹免疫，试验结果表明其对 2 月龄马驹也是安全的。目前没有公开发表的数据表明母源抗体会影响接种马驹对 Flu Avert™ I. N. 的反应。但未经发表的观察表明，母源抗体的感染可能对 6 个月龄以内的马驹有干扰。如果第一次接种是在 11 月龄以内，那么第二次接种最好在第 11 月或之后进行。

金丝雀痘病毒重组疫苗诱导的免疫反应受母源抗体的影响小于灭活疫苗。在欧洲，该疫苗注册为 5 个月龄以上马驹使用。如果马驹没有获得母源抗体或母马为流感血清学阴性，4 个月龄的马驹可以接种该疫苗，并在首次免疫期内进行二次接种。

3. 孕马的免疫　为了使母马产生带有马流感抗体的初乳，需要对母马在生产前 4～8 周接种疫苗，从而刺激产生高水平循环抗体。

虽然鼻内接种 Flu Avert™ I. N. 疫苗能诱导很好的保护，但该疫苗不能刺激产生高水平循环抗体。因此，对孕马在生产前的追加免疫最好使用灭活疫苗（Calvenza®，Fluvac Innovator®，Equicine Ⅱ®）或金丝雀痘病毒重组疫苗（ProteqFlu）。

4. 常规接种　由于过去市售灭活疫苗的效果不佳，有建议对马匹每 2～4 个月进行一次免疫接种，从而使马匹长期保持高水平免疫保护效价。然而，这种短期重复免疫不一定能达到预期的目标，因为给马的中度到高滴度效价接种不能刺激回忆应答（Minke，2004）。近期对注射疫苗的改进，以及 MLV 鼻内接种疫苗和重组疫苗等新型疫苗的研制均表明，可以通过接种疫苗延长临床保护的时间。因此，目前北美市场销售的马流感疫苗多数可以间隔 6 个月进行常规免疫。常规免疫应该根据具体情况的不同而制订，当接触病毒风险高时，调整接种时间或追加接种时间，从而使马匹获得最高程度的免疫保护。例如，马匹在转移到展览会、赛马比赛等病毒接触高危地区或转移到训练或寄宿设施之前 1 个月进行重复接种免疫，从而获得最大程度的保护。

　　5. **发生疫情进行免疫接种**　　面对疫情时，是否进行免疫接种要取决于很多因素，其中最重要的有：面对风险的马群的年龄、免疫程度、马群规模，发生疫情的时间，确诊的时间，物理设施的布置时间，可使用的人员情况等。在赛马场和类似的设施中的整个马群中，流感的暴发通常要经历 1 个月或数个月时间，因此，有足够的时间给有病毒感染风险的马匹进行保护，从而最大限度减少疾病传播（中国与国外不同，饲养密集，因此发病更快）。对于正在常规疫苗免疫程序中但最近 3 个月没有免疫的马，需要谨慎进行追加免疫接种。对于以前没有进行过疫苗接种或免疫情况不明的马匹，需要尽快进行免疫接种（目前常用的疫苗中，Flu Avert™ I. N. 诱导的保护产生时间最快，单剂量鼻内接种 7 d 内即可产生保护）。因此，在面临疫情时可作为非免疫马（naive horse）或免疫情况不明马匹的首选疫苗。目前没有证据表明给正处于病毒感染期的马接种 Flu Avert™ I. N. 疫苗会引起不利影响，但是不建议对已经表现出临床症状的马匹进行免疫接种。

第三节　我国马流感防控措施及现状

　　新中国成立后，我国的马匹存栏量迅速增加。由于当时的马匹以使役为主，加上经济条件的限制，我国对马病的防控以遏制致死性传染病为主。由马传染性贫血病毒引起的马传贫和鼻疽伯克霍尔德菌引起的马鼻疽是马群中最常见的致死性传染病，我国用了近 40 年时间基本控制了这两种传染病。至今，各地方对马病的防控仍是以马传贫、马鼻疽为主。而对目前最常见的马流感等传染病关注较少。

2007 年，我国新疆发生了马流感疫情，疫情迅速传播。至 2008 年初，中国农业科学院哈尔滨兽医研究所从全国 7 个省分离到了马流感病毒，血清学调查显示，本次流感影响到全国所有饲养马匹的地区。受农业部委派，中国农业科学院哈尔滨兽医研究所配合各地区检疫部门对我国 2007—2008 年马流感疫情进行了流行病学调查。调查发现，本次疫情传播迅速的主要原因就是我国各地缺乏马病防控措施，对马的疾病检疫手段严重缺乏，无法迅速对样品进行快速、有效检测。

2008 年上半年，为配合北京奥运会马术项目顺利开展，农业部首次组织对北京、天津、黑龙江、吉林、内蒙古、河北、广东进行了马流感流调，并编制了《马流感防治技术规范》和《马流感防治应急预案》（详见《附录四　马流感防控应急预案》《附录五　马流感防治技术规范》）。

针对我国马流感病毒株的分子流行病学特点，中国农业科学院哈尔滨兽医研究马传染病与慢病毒病研究创新团队对我国发生的马流感情况进行了系统的研究。从 20 世纪 70 年代至今，共分离到我国各地发生的马流感疫情中的病毒流行株近 20 株，并进行了鉴定，建立了我国至今保存最完整的马流感病毒库。通过团队研究，对分离毒株的测序并与其他马流感病毒流行株的比对，阐明了我国自 1989 年至今马流感分离株的进化关系，不仅阐述了我国马流感病毒的起源与进化演化关系，而且明确了我国马流感病毒与其他国家马流感病毒的关系等，为今后监测我国马流感疫情的动态奠定了重要基础。

在诊断和疫苗研究方面，中国农业科学院哈尔滨兽医研究所建立了一系列马流感病原学和血清学诊断技术，为马流感疫情监测、马流感病毒的分离与鉴定、产地马流感检疫、口岸出口马属动物检疫及无特定疫病区的建立等提供了技术保障。目前，研究团队选择具有代表性的马流感病毒流行株作为疫苗株开展马流感灭活疫苗的研究，在我国尚属首次，是我国继马传贫弱毒疫苗之后的第二个马病疫苗。同时开展具有我国自主知识产权的禽痘病毒载体马流感疫苗以及 DNA 疫苗的研制工作，拓宽了国内马属动物新型疫苗的研究领域。

随着马产业的大力发展，我国马流感的防控技术和体系必然日趋成熟，并保障马产业的顺利发展。

第四节　在中国控制马流感的可行性

有效控制马流感暴发取决于如何快速诊断并上报病例，并且在疫情蔓延前有效进行运动管控。但如果同时在几个地区检出了病例，那么控制疫情的难度就将大大增加。

目前，我国在全国范围内的马匹流动比较频繁，控制工作很难有效进行，一旦疫情暴发，往往迅速蔓延。可能有效的方式是建立地区性的无疫病区。例如，在广东省从化市建立无马属动物规定疫病区，该地区建立了严格的隔离区、检疫区等区域，流动的马匹均需进行马流感检测及疫苗免疫，成功控制了马流感的侵入。

疫情暴发前应形成全国的协调性的行为管控。该管控体现在无论是时间上还是空间上，相关人员要保持一致。行为管控涉及相关赛事取消及其他马业事件，而且还会伴随经济损失。政府部门和赛会管理者及马产业负责人要对管控标准达成一致，并在疫情暴发前形成快速协调机制。只有整个行业本身及每个部门都充分理解并做好准备，管控程序才能行之有效。

疾病控制部分及马产业还需要在疫情暴发前解决以下问题：

（1）认真登记好马群的所在位置。

（2）要开发应急网络通讯，尤其是那些非赛事部分。

（3）司法部门及企业要建立紧急动物疫情应急预案（包括全国的马产业行为管控的管理及操作程序标准，何时及如何使用疫苗接种也要达成一致）。

（4）改进马匹识别系统以利于计算机检索。

（5）发展模型技术来预测疾病传播及协助选择和优化疫苗。

（6）通过马场、服务供应商及运输流程在正常的活动过程中，更广泛地采用最好的卫生措施。

其他国家控制马流感疫情的案例：如果能够建立有效的运动管控和生物安全程序，以及在感染区隔离感染马匹直到该地区净化为止，马流感将会在疫区被彻底消灭。参考以下案例：

1987年印度马流感疫情中，由于引进马匹导致马流感传染。由于马主不愿承担疫苗的使用费用，本次疫情中没有大范围使用疫苗，只是在疫区严格限制马匹流通，并对全部马匹隔离了1个月，当时使用了血清学监测病毒感染情况。经过6个月的控制，疫情得以控制。

1986年12月南非引进马匹中暴发了大规模的马流感，但是在10个月内得到了控制并扑灭。应答措施包括疫苗接种、隔离监测等。2001年，南非停止了强制接种疫苗，但是当2003年再次引进马匹的时候，马流感再次暴发。

在中国香港，接种马流感疫苗的比赛用马，1个月内是不被允许参赛的。1992年，该地区疫苗接种马群中75％的马匹受到感染，而且感染马匹中的50％出现了临床症状。从首次报道发病开始后37 d内进行重复免疫，并且停止训练，直到病毒学及血清学监测没有再发现马群中有马流感病例发生为止。

国家机构对马流感疫情的防控起到重要作用，以澳大利亚为例，根据澳大利亚政府和行业制订的动物卫生疾病紧急应答协议，马流感属于卫生安全 4 级疾病，将由政府承担 20％的花费，行业承担 80％。当疾病暴发时，国家总兽医师（CVO）有责任对特殊的暴发疾病制订紧急动物疾病应答方案。动物紧急疾病咨询委员会（CCEAD）可以参照澳大利亚动物保健紧急方案（Australian Veterinary Emergency Plan，AUSVETPLAN）对国家总兽医师提出的应答方案进行调整。最终方案的整体操作与管理由国家总兽医师来实施，动物紧急疾病咨询委员会进行监督。全国 EAD 管理委员会（NMG）也会对突发特殊事件做出指示，并在动物紧急疾病咨询委员会的建议下决定费用是否需要多方分担，并对政策和资源进行管理。方案的更改和完善必须得到行业健康主委会的批准。国家总兽医师们将根据 EAD 应答方案和相关法律按照规定采取疾病控制措施，并与动物紧急疾病咨询委员会和全国 EAD 管理委员会协商制订后续的疾病控制措施。

第五节 我国马流感防控的展望

通过对欧美等国现代马流感防控体系的研究以及对我国马流感防控现状的分析，从以下几个方面对建立我国马流感防控体制提出建议。

1. **建立承上启下的行业协会** 英国马兽医协会（British Equine Veterinary Association，BEVA）对该国马产业起到了重要的推动作用，由于与政府、诊断实验室以及马主均有密切联系，该协会可以有效地将多方联系起来。其重要贡献之一就是即时传递样品并发布疫病信息，从而有效防控疫病传播。该协会成为了英国马产业重要的枢纽。现代马产业在我国已经渐露萌芽，各种马业行会也开始建立。例如，2002年，由全中国从事马业工作的单位及个人自愿结成的行业性社会团体——

中国马业协会（China Horse Industry Association，CHIA）成立，该协会由我国农业部全力扶持，有望成为类似 BEVA 这种真正由马产业各个环节人物组成的团体，在未来将为我国马业的发展、马科学的进步提供信息发布和交流的良好平台，如何发挥作用尚需积累更多的经验。

2. **建立标准统一的诊断技术和实验室**　目前我国可以做马病诊断的实验室仅有寥寥三五家，而且也是使用国外进口试剂进行确诊，即使研制了自主的诊断试剂（如中国农业科学院哈尔滨兽医研究所研制的马流感、马动脉炎、马鼻肺炎、日本脑炎等诊断试剂），但距离达到 ISO9002 认证的标准还相差甚远，这需要国家与部门的大力扶持。而且，官方也没有正式公布可做马流感确诊的实验室名单，这就造成了地方检疫部门无从确诊，基层马主也往往错失了疫病防控的最佳时间。而且，我国缺乏代表性毒株的积累，无法建立标准的对照。标准毒株的积累绝非一朝一夕能够完成的，必须有长久积累、耐心工作的打算。

虽然现在国内专业从事马病研究的实验室不多，但这正利于重新整合并定位，建立标准化的马病研究开放实验室，使研究资源进行合理利用，并为地方检疫部门提供有效的技术支持和服务。

中国农业科学院哈尔滨兽医研究所马传染病与慢病毒研究团队近年来致力于马流感标准化诊断技术的研究，目前已经获得 OIE 协作实验室资格，并常年协助农业部进行马流感调查和确诊，该实验室将于近期申报 OIE 马流感参考实验室。

3. **发展马流感防控制剂的研究**　欧美国家对马流感防控制剂的研究、生产均很完善。我国由于没有标准的诊断试剂，因此，出入境检疫部门对马样品的检测只能使用国外非常昂贵的商品化诊断试剂盒。这提示我们必须开发自主的马流感诊断制剂，除满足本国的检测需要外，也可出口创汇。

疫苗制剂方面，我国马传贫弱毒疫苗虽然在国内得到了成功应用，但是由于马传贫病毒可在免疫马体存活，目前国际上对马传贫的防治以扑杀为主，已不使用疫苗。但对马流感等马病疫苗的需求仍然很大，我国在 2008 年奥运会前引进了部分法国生产的马流感灭活疫苗，费用高达 300 元/匹，今后，我国将不断举办国际马术赛事，国际化的马属运动也必将纷纷落户中国，为了保证马术运动顺利开展，京津地区、长江三角洲、珠江三角洲等地区纷纷制订了无马病疫区计划，对马流感预防和免疫制剂将有很大的需求。

中国农业科学院哈尔滨兽医研究所已经可以独立进行马流感的诊断，正在进行诊断试剂和疫苗商品化产品的开发。实验室研制的马流感灭活疫苗已经进入新兽药申报阶段。

4. 在全国范围进行马流感调查　我国分离到的马流感流行株仅有十余株，并不足以说明马流感在中国的流行趋势和进化特征。因此，在掌握了马流感诊断方法并建立了标准的马流感参考实验室后，应立即着手进行全国马流感流行病学调查和样品采集。2008 年年初，中国农业科学院哈尔滨兽医研究所参加了马流感流行病调查的工作，对我国东北、西北、华中地区进行了马流感抽样调查。事实证明，本次流调对控制我国马流感疫情起到了重要作用，同时，本次流调积累了大量宝贵的样品资料，将对未来综合性的马病普查提供重要的经验。

参考文献

Anestad G. ，Maagaard O. . 1990. Rapid diagnosis of equine influenza ［J］. Veterinary Record （126）：550 – 551.

Australian Racing Board. 2001. Size and Scope of the Australian Thoroughbred Racing Industry ［OL］. Mascot：Australian Racing Board. http：//www. australian – racing. net. au

Bean B. ，Moore B. M. ，Sterner B. ，et al. 1982. Survival of influenza viruses on environmental surfaces ［J］. Journal of Infectious Diseases. （146）：47 – 51.

Christley R. M. ，Hodgson D. ，Rose R. J. 2001. A case – control study of respiratory disease in thoroughbred racehorses in Sydney，Australia ［J］. Equine Veterinary Journal. （33）：256 – 264.

Cook R. F. , Sinclair R. and Mumford J. A. . 1988. Detection of influenza nucleoprotein antigen in nasal secretions from horses infected with A/equine influenza (H3N8) viruses [J]. Journal of Virological Methods. (20): 1 - 12.

Cullinane A. , Weld J. , Osborne M, et al. 2001. Field studies on equine influenza vaccination regimes in thoroughbred foals and yearlings [J]. The Veterinary Journal. (161): 174 - 185.

Dalglish R. A. . 1992. The international movement of horses—the current infectious disease situation [M] //Short C. R. Proceedings of the 9th International Conference of Racing Analysts and Veterinarians. New Orleans: International Conference of Racing Analysts and Veterinarians and Louisiana State University.

Daly J. M. , Mumford J. A. . 2001. Influenza infections [M] //Lekeux P. Equine Respiratory Diseases, International Veterinary Information Service.

Daly J. M. , Newton J. R. , Mumford J. A. . 2004. Current perspectives on control of equine influenza [J]. Vet. Res. (35): 411 - 423.

de la Rua - Domenech, Reid S. W. , Gonzalez - Zariquiey A. E. , et al. 2000. Modelling the spread of a viral infection in equine populations managed in thoroughbred race horse training yards [J]. Preventive Veterinary Medicine. (47): 61 - 67.

Glass K. , Wood J. L. N. , Mumford J. A. , et al. 2002. Modelling equine influenza 1: A stochastic model of within - yard epidemics [J]. Epidemiology and Infection. (128): 491 - 502.

Guthrie A. J. , Stevens K. B. and Bosman P. P. . 1999. The circumstances surrounding the outbreak and spread of equine influenza in South Africa [J]. Revue scientifique et technique (Office International des Epizooties), 18 (1): 179 - 185.

Guthrie A. J. . 2006. Equine influenza in South Africa, 2003 outbreak [C]. Marrakech: Proceedings of the 9th World Equine Veterinary Association Congress.

Hannant D. , Mumford J. A. and Jesset D. M. . 1988. Duration of circulating antibody and immunity following infection with equine influenza [J]. Veterinary Record. (122): 125 - 128.

Hannant D. , Mumford J. A. . 1996. Equine influenza [M] //Studdert M. J. Virus Infections of Equines, Amsterdam: Elsevier Science.

Horner G. W. and Ledgard A. M. 1988. A serological survey for equine influenza in New Zealand horses [J]. New Zealand Veterinary Journal. (36): 205 - 206.

Huntington P. J. 1990. Equine Influenza—The Disease and its Control [M]. Victoria: Technical Report Series, Department of Agriculture and Rural Affairs.

Ismail T. M. , Sami A. M. , Youssef H. M. , et al. 1990. An outbreak of equine influenza type 1 in Egypt in 1989 [J]. . Veterinary Medical Journal Giza. (38): 195 - 206.

Jones T. C. and Maurer F. D. . 1943. The pathology of equine influenza [J]. American Journal of Veterinary Research, 4: 15 - 31.

Kasel J. A. , Alford R. H. , Knight V. , et al. 1965. Experimental infection of human volunteers with equine influenza virus [J]. Nature. (206): 41 - 43.

Minke J. M. , Audonnet J. C. , Fischer L. . 2004. Equine viral vaccines: the past, present and future [J]. Vet Res. (35): 425 - 443.

Morley P. S. , Townsend H. G. , Bogdan J. R. , et al. 2000. Risk factors for disease associated with influenza virus infections during three epidemics in horses [J]. J Am Vet Med Assoc, (216): 545 - 549.

Mumford E. L. , Traub - Dargatz J. L. , Carman J. , et al. 2003. Occurrence of infectious upper respiratory tract disease and response to vaccination in horses on six sentinel premises in northern Colorado [J]. Equine Vet J. (35): 72 - 77.

Nelson K. M. , Schram B. R. , McGregor M. W. , et al. 1998. Local and systemic isotype - specific antibody responses to equine influenza virus infection versus conventional vaccine [J]. Vaccine (16): 1306 - 1313.

Newton J. R. , Townsend H. G. , Wood J. L. N. , et al. 2000. Immunity to equine influenza: relationship of vaccine - induced antibody in young thoroughbred racehorses to protection against field infection with influenza A/equine - 2 viruses (H3N8) [J]. Equine Vet J (32): 65 - 74.

OIE Code. 1998. International Animal Health Code [M]. 7th ed. Paris: Office International des épizooties.

OIE. 2004. Manual of Diagnostic Tests and Vaccines for Terrestrial Animals [M]. Paris: Office International des Épizooties.

Park A. W. ， Wood J. L. ， Daly J. M. ， et al. 2004. The effects of strain heterology on the epidemiology of equine influenza in a vaccinated population ［J］. Proc Biol Sci (271)： 1547 – 1555.

Powell D. G. ， Watkins K. L. ， Li P. H. 1995. Outbreak of equine influenza among horses in Hong Kong during 1992 ［J］. Vet. Rec (136)： 531 – 536.

Townsend H. G. ， Penner S. J. ， Watts T. C. ， et al. 2001. Efficacy of acold – adapted， intranasal， equine influenza vaccine： challenge trials ［J］. Equine Veterinary Journal (33)： 637 – 643.

Van Maanen C. ， Cullinane A. . 2002. Equine influenza virus infections： an update ［J］. Vet Q. (24)： 79 – 94.

Webster R. G. 1993. Are equine 1 influenza viruses still present in horses? ［J］ Equine Veterinary Journal (25)： 537 – 538.

Wernery R. ， Yates P. J. ， Wernery U. 1998. An equine influenza outbreak in a polo club in Dubai， United Arab Emirates in 1995/1996 ［M］ //Wernery U. ， Wade J. F. ， Mumford J. A. ， et al. Proc. 8th Int. Conference on Equine Infections Diseases. Dubai： Conference on Equine Infections.

Wilson W. D. 1993. Equine influenza ［J］. Vet Clin North Am （Equine Pract)(9)： 283 –294.

Wilson W. D. ， Mihalyi J. E. ， Hussey S. ， et al. 2001. Passive transfer of maternal immunoglobulin isotype antibodies against tetanus and influenza and their effect on the response of foals to vaccination ［J］. Equine Vet J, 33 (7)： 644 – 650.

Yadav M. P. ， Uppal P. K. ， Mumford J. A. . 1993. Physico – chemical and biological characterization of A/Equi – 2 virus isolated from 1987 equine influenza epidemic in India ［J］. International Journal of Animal Science (8)： 93 – 98.

第八章

马流感的治疗

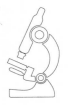

　　马流感以发热、咳嗽、流浆液性鼻液为特征，尤其在气温寒冷的环境下，病毒传播速度更快。感染后通常导致如肺部、心脏损伤，比流感本身要严重许多。马流感病传播的速度，与直接接触和空气传播密切相关。临床表现为马匹精神不振，食欲减退，体温升高至 39～41 ℃。初期鼻孔流出透明的鼻液，中后期鼻液呈黄色脓性分泌物，羞明、流泪，下颌淋巴结肿大、咳嗽、呼吸急促等。尤其在天气寒冷、下雪、刮风的气候条件下，其传播速度惊人。基本原则：患畜停止使役，隔离充分休息，加强护理、保暖，对畜舍熏蒸消毒。发病初期，患畜症状轻微者，推荐使用中药方剂，以清热解毒；患畜发病中后期，症状明显加剧者，推荐使用西药，以抗菌消炎、缓解并发症。急者治其标，缓则治其本。马流感暂无物理性治疗方法。

第一节　中药治疗

　　1. 基础方剂：大青叶、板蓝根、金银花各 40 g，黄连、桔梗各 25 g，连翘、生地、知母、丹皮各 30 g，石膏 100～150 g，木通 20 g，甘草 10 g。

　　2. 口、舌青而滑利，咳嗽夜间较重，鼻液清稀或无鼻液，体温 39 ℃左右。治以清热解毒、解表、止咳定喘为主。用：紫苏、麻黄、羌活、独活、橘红、官桂、白芨、白果、薄荷、荆芥各 20 g，半夏、黄芩、秦艽、百合、防风、郁金、桑皮、沙参各 30 g，板蓝根 50 g，甘草、硼砂各 15 g，研末灌服。

　　3. 口色红，舌苔黄而厚燥，流黄白色脓样鼻液，体温 39.5 ℃左右。治以清热解毒，清肺止咳为主。用：麻黄、苍术、防风、贝母、桑皮、陈皮、牛蒡子各 20 g，贯众、板蓝根、柴胡、连翘、金银花、杏仁、冬花、沙参、玄参各 30 g，雄黄、复花各 15 g，石膏、牛尾蒿各 50 g，栝楼 90 g，研末灌服。

4. 流黄白色脓样鼻液，呼吸迫促、干咳连声，体温 40.5 ℃左右。治以清热解毒，止咳定喘。用：板蓝根 50 g，贝母、桔梗、半枝莲、黄连、栀子、马兜铃、紫菀、杏仁、甘草、半夏各 20 g，冬花、鱼腥草、金银花、连翘各 30 g，蒲公英 40 g，荆芥、橘红、复花、黄药子、白药子各 15 g，研末灌服。

5. 舌苔黄厚，水草均减，喘气明显，体温 39 ℃左右。治以清肺解毒，止咳平喘。用：桔梗、槟榔、积壳、黄连、栀子各 20 g，桑皮、紫菀、冬花、草苗子、杏仁、郁金、白矾各 30 g，白茅根、大青叶各 40 g，硼砂、黄丹各 15 g，研末，加蜂蜜 150 g 灌服。

6. 发热时轻时重，精神时好时坏。治以和解少阳，清肺定喘。用：柴胡、黄芩、桔梗、杏仁、前胡、贝母、枇杷叶、知母、紫菀、甘草各 30 g，研末灌服。

7. 体温已降至正常，水草废绝、咳喘稍减。治以清肺健脾，止咳喘。用：苍术、橘红、五味子、麦冬各 15 g，茯苓、甘草、桔梗、砂仁、干姜、积壳各 20 g，党参、白术、莱菔子、三仙、沙参各 30 g，元明粉 80 g，研末灌服。

8. 咳嗽少，流黄白色脓样鼻液，草料正常、口色稍红。治以扶正祛邪，理肺止鼻为主。用：百合、大黄、秦艽、草苗子、地榆、没药、阿胶珠、白矾、沙参、郁金各 30 g，贝母、天花粉、百部、紫菀各 20 g，黄芪 40 g，栝楼 90 g，研末灌服。

9. 病已近愈，治以增进食欲，恢复病体为主。用：当归导滞汤加减：油炒当归250 g，红花、桃仁、番泻叶、神曲各 30 g，槟榔、车前子、积壳、厚朴、木香、玄参各 20 g，白芍 40 g，肉苁蓉 50 g，研末，加蜂蜜 250 g 灌服。

10. 孕马急剧咳嗽而喘，精神委顿。眼结膜充血、浮肿、流泪、脉浮。金银花30 g，连翘 40 g，淡竹叶、桔梗、甘草各 15 g，荆芥、牛蒡子、薄荷、淡豆豉、芦根各 25 g。各药共为末，开水冲，候温一次灌服。伴高热者加知母 25 g、石膏 100 g（用水 1 000 mL 煎 30 分钟，取汁烫其他各药）；咳嗽重者加紫菀、白前各 25 g，百部、杏仁、浙贝母 20 g；气喘加白果、牛蒡子各 25 g，马兜铃 10 g，苏子 20 g；鼻液黏稠加胆南星 15 g，前胡 25 g，黄芩 30 g；气急喘粗兼有舌苔黄腻者加白花蛇舌草 40 g，山楂、麦芽、神曲各 30 g，莱菔子 35 g；孕马体质弱加黄精 30 g，沙参 50 g；肌震颤者加蝉蜕 15 g，钩藤 30 g，僵蚕 20 g，眼结膜充血严重加柴胡 30 g，菊花 20 g，蒲公英 35 g，密蒙花 25 g。

 第二节 西药治疗

1. 患畜体温较高、病情严重时，可肌内注射复方奎宁注射液或 30%安乃近注射液 20～30 mL，可同时使用黄芪多糖（抗病毒），每天1～2次。

2. 如发生结膜炎时，可用 2%～3%硼酸、0.5%～1%鞣酸溶液洗眼。治疗虹膜炎可用1%阿托品溶液点眼。

3. 治疗肺部感染（咳嗽、呼吸急促、发热）等伴发症时，可用卡那霉素、青霉素、链霉素、磺胺类药物。

4. 对高度沉郁及衰弱的病畜，可使用强心剂、兴奋剂（安钠咖、葡萄糖、生理盐水、维生素 C 等）。

5. 当马匹出现眼结膜充血、发绀、大便干而色黑等酸中毒症状时，静脉注射 5%～10%碳酸氢钠，每天 1 次，每次 500 mL，直至治愈。

6. 腹泻时，可用次硝酸铋 35 g、碳酸氢钠 45 g、乳糖 50 g 混匀分成 2 包，早晚各服 1 包。

第三节 **中西医结合治疗**

（一）病初

高热期用 5％葡萄糖生理盐水 1500 mL、20％磺胺嘧啶钠 10 mL、20％安钠咖 20 mL 混合后一次静脉滴注，安乃近 10 g 肌内注射，自家静脉血 100 mL 皮下注射，以上全部药物同时一次进行，每天两次，连用 2～4 次。若高热不退者，在输液中加氢化可的松 250 mg。在西医过程中结合中兽医，以清热解毒，润肺止咳为治则。笔者常选用银黄贯众汤：金银花、栝楼各 60 克，大黄、柴胡、贯众各 100 克，杏仁、知母、贝母、桔梗、陈皮各 35 克，栀子 40 克，山楂 10 克，甘草 20 克，蜂蜜 250 克为引，冷水煎服，每日 1 剂早晚各灌服一次，连用两剂即愈。

（二）当无继发感染时，可采用清热解毒中药治疗

1. 柴胡汤：柴胡 62 克，连翘 62 克，黄连 38 克，黄柏 28 克，秦皮 54 克。共煎汁去渣，每天分 2 次，给马内服，连用 3 d。

2. 银翘散：银花、连翘各 30 克，桔梗 20 克，薄荷 15 克，竹叶 15 克，甘草 20 克，淡豆豉 25 克，牛蒡子 30 克，芦根 30 克，共为细末，开水冲候温灌服，每天 1 次，连用 3 d。

3. 医用板蓝根冲剂 10 包和蛇胆川贝液 5 瓶，混合后加温开水适量，一次给马灌服，每天 2 次，连用 3～5 d。

4. 医用白石清热冲剂 10 包，加温开水适量一次给马灌服，每天 2 次，连用 3 d。

5. 自家血疗法：从马静脉采血 30～50 mL，立即分点注入颈部皮

下，每天 1 次，连用 2～3 次。

6. 如有继发症，可用百尔定 20～40 mL，青霉素 240 万～400 万 U，混合 1 次肌内注射，每天 2 次，连用 3～5 d。

7. 如发生眼炎，可用 3％硼酸溶液，冲洗眼部，然后滴入金霉素眼膏，每天数次，连用 3～4 d。

8. 实行对症疗法：及时强心、补液，解除酸中毒，调整血液循环障碍，可用氢化可的松、维生素 C 等药物，防止发生中毒性休克，造成马匹死亡，可提高治愈率。

（三）喉骨内壁黏膜充血，喉骨肿胀，呼吸道狭窄转为湿咳

1. 咳嗽者用青霉素 80 万 U、0.5％普鲁卡因 2 mL、注射用水适量，混合分点注入喉部周围，每天 1～2 次。

2. 青霉素或链霉素 40 万 U，40％乌洛托品 40 mL，0.5％强尔心 20 mL，10％葡萄糖 300～400 mL 缓慢静脉滴注，每天 1 次，如腹式呼吸严重，可先用卡那霉素 300 万～400 万 U 肌内注射，3～4 h 后再行补液。

3. 同时灌服中药：桑皮、知母、黄芩、前胡、金银花各 35 g，连翘、桔梗、甘草、橘红、杏仁各 30 g。如鼻流黏液脓性分泌物加紫菀 35 g；鼻流清白样鼻液加辛夷 35 g。研碎后开水浸泡待凉灌服，轻者 1 剂，重者 2～3 剂愈。

第四节　临床症状分型中西结合疗法

1. **咳嗽型**　治宜辛凉解表，清肺止咳。

（1）方用：柴胡 30 克、知母 30 克、桔梗 40 克、石膏 60 克、杏仁

24 克、黄芩 20 克、金银花 20 克、麻黄 24 克、板蓝根 25 克、防风 30 克和甘草 15 克。

（2）10％磺胺嘧啶钠 30 mL，复方柴胡注射液 20 mL，分别肌内注射。

2. **喘气型** 治宜清热润肺，止咳平喘。

（1）方用：半夏 30 克、杏仁 30 克、知母 30 克、苏子 40 克、莱菔子 60 克、白芥子 35 克、连翘 24 克、鱼腥草 30 克、麻黄 15 克。

（2）0.5％阿托品 15 mL 皮下注射（解除呼吸道平滑肌的痉挛，缓解呼吸困难），100 万 U 硫酸卡那霉素 20 mL，肌内注射。

（3）10％葡萄糖 1 000 mL，5％葡萄糖氯化钠 1 000 mL，10％磺胺嘧啶钠 250 mL，5％碳酸氢钠 30 mL，维生素 C 5 克，一次静脉注射。

3. **流鼻型** 治宜清肺化痰，滋阴润肺。

（1）方用：桔梗 40 克、北豆根 60 克、枇杷叶 25 克、金银花 30 克、连翘 30 克、荆芥 25 克、薄荷 24 克、麦冬 24 克、板蓝根 30 克。

（2）氨基比林 20 mL，青霉素 40 万 U，一次肌内注射，或畜疾宁 20 mL，鱼腥草注射液 40 mL，分别肌内注射。

4. **高热流泪型** 治宜清热解毒，祛风解痉，散头目中滞气。方用：石膏 50 克、栀子 30 克、大青叶 30 克、杏仁 25 克、秦艽 30 克、连翘 30 克、板蓝根 30 克、地骨皮 30 克、金银花 25 克、菊花 24 克。

5. **淋巴肿型** 治宜清热降火，升阳发表，疏风散热止咳。

（1）方用：金银花 30 克、板蓝根 30 克、黄芩 25 克、芦根 40 克、柴胡 30 克、陈皮 25 克、石膏 60 克、黄连 20 克、甘草 15 克。

（2）清热解毒注射液 20 mL，穿心莲注射液 20 mL，分别肌内注射。

（3）25％葡萄糖 50 mL，5％葡萄糖氯化钠 1 500 mL，40％乌洛托品 50 mL，维生素 C4 克，10％安钠咖 20 mL，一次静脉注射。

6. **四肢疼痛型** 治宜祛风燥湿，活血止痛。

（1）方用：防风 30 克、当归 40 克、独活 30 克、苍术 24 克、麻黄

24 克、牛膝 20 克、红花 24 克、荆芥 30 克、甘草 15 克。

（2）30％安乃近 20 mL，伤湿宁 20 mL，分别肌内注射。

（3）10％葡萄糖 1 000 mL，5％葡萄糖氯化钠 1 000 mL，30％水杨酸钠 100 mL，40％乌洛托品 50 mL，一次静脉注射。

参考文献

张三权 . 2008. 马流感病的治疗［J］. 中国草食动物：70.

钱自昌 . 1995. 马流感不同症状的治疗［J］. 云南畜牧兽医，（4）：38.

瓦依提 . 1997. 马属动物流行性感冒的治疗［J］. 新疆畜牧业，（3）：39.

王立祥，于跃林，杨万富 . 1994. 驴流行性感冒的治疗［J］. 中国兽医杂志，（20）：31 - 32.

祁生瑜 . 1996. 中药治疗马流感［J］. 青海畜牧兽医杂志，（26）：6.

孔令平 . 1993. 中西医结合治疗马流感［J］. 内蒙古兽医，（4）：37 - 38.

刘琼芬 . 1997. 银翘散加味治疗马流感［J］. 云南畜牧兽医，（4）：44.

附　录

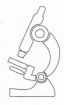

附录一　　　　　　　　　　**马流感病毒分离**

病毒分离是采集马的鼻咽拭子或鼻气管冲洗物等接种鸡胚或细胞培养物来分离病毒。

1　材料准备

1.1　器材：96 孔 U 或 V 形微量反应板、微量移液器、恒温培养箱、孵化器、恒温水浴锅、普通冰箱及低温冰柜、离心机、1 mL 注射器和5 mL 注射器。

1.2　试剂：甘油、乙醚、过碘酸钾（KIO₄）、青霉素和链霉素。

1.3　0.1 mol pH 为 7.2 的磷酸盐缓冲液（附录 A）。

1.4　1% 鸡红细胞悬液（附录 B）。

1.5　马流感抗原（全病毒或吐温-80/乙醚处理过的病毒）、标准阳性血清、标准阴性血清，由中国农业科学院哈尔滨兽医研究所提供。

1.6　SPF 鸡胚，无特定病原体的鸡胚。

2　样品的准备

2.1　样品的采集：应在临床症状出现后立即采集样品，包括鼻咽拭子和气管冲洗物。取样时必须将鼻拭子经前侧鼻道伸入鼻咽部并停留10 s，蘸取呼吸道黏液。取出后立即放入盛有 1～2 mL 运输培养液的青霉素小瓶中。该运输培养液是含有 40% 甘油的 0.1 mol/L 磷酸盐缓冲盐液（PBS）。如果样品在 1～2 d 内接种，则 4 ℃ 保存即可；如果要保存 3 d 以上，则应在 −70 ℃ 温度保存，运送样品时也应该加冰块冷藏。

2.2　样品的处理：一次只能处理一份样品，从拭子中挤出的液体，每毫升中加入青霉素和链霉素各 2 000～10 000 U。如果样品污染严重，

应加其他敏感抗生素如丁胺卡那霉素。加完抗生素后，放在冰上静置
30 min，然后以 1 500 r/min 离心 15 min，去除细菌和杂质，取上清液
用于接种鸡胚。

2.3　病料接种：鸡胚气室部用碘酒或酒精消毒后，在壳上打一个孔。
每份样品接种 3 枚鸡胚，每经羊膜腔接种 0.1 mL 后，将注射器退回约
1 cm，再向尿囊腔接种 0.1 mL；或只进行尿囊腔内注射。用石蜡封严
针孔，鸡胚放置 34～35 ℃孵化器内孵化 3 d。

2.4　收获尿囊液：将鸡胚 4 ℃冰箱中放置 4 h 或过夜，使鸡胚死亡。
先将蛋壳表面消毒，然后用注射器或吸管收获尿囊液，每胚收获的尿囊
液要分开。

2.5　血凝（HA）活性检测：用 1％鸡红细胞 PBS 悬液检测收获液的
血凝活性。当红细胞被凝集时，红细胞均匀分布在反应板底部，反应板
倾斜片刻不下滑；红细胞未被凝集时，红细胞于孔（管）底形成圆团，
边缘光滑整齐，将反应板倾斜片刻，可见沉淀的红细胞在孔底形成"流
线"。

2.6　培养物连续盲传：若无血凝活性（HA），将各样品尿囊液收集在
一起，再经鸡胚盲传。如至第 5 代仍未发现病毒，则不必再传代。

2.7　结果判定和解释：将呈血凝阳性的尿囊液与马流感标准阳性血清
作血凝抑制试验，血凝抑制价在 4 倍以内为阴性，8 倍为疑似，16 倍以
上者为阳性。

附录二　**马流感病毒抗体的血凝抑制试验标准流程**

1　目的

根据《马流行性感冒诊断技术》（NY/T 1185—2006），对马流感病毒抗体的血凝抑制试验做必要的细化和补充，规范马流感的抗体检测方法。

2　适用范围

本细则适用于马流感的抗体的检测。

3　职责

3.1　检测人员：负责按照本细则对被检样品进行检测。

3.2　复核人员：负责对检测操作是否符合规范以及检测结果是否准确进行复核。

4　方法原理

有血凝素（HA）的流感病毒能凝集人或动物红细胞，称为血凝现象，血凝现象能被相应抗体抑制称为血凝抑制试验，原理是相应抗体与病毒结合后，阻止病毒表面 HA 与红细胞结合。

5　仪器设备

移液器（单道移液器：0.1～1 mL，10～100 μL，8 道移液器：10～100 μL）、4 ℃冰柜、台式离心机（可离心 1.5 mL 和 50 mL 尖底管）、水浴锅。

6　试剂与材料

除特别说明以外，所用试剂均为分析纯。阿氏液（见附件 1）；葡萄糖；柠檬酸钠；NaCl；柠檬酸；PBS（见附件 2）；过碘酸钾。

7　环境条件

10～30 ℃。

8　试验步骤

8.1　血清预处理

8.1.1　阳性血清处理

（1）规格：2 mL/瓶，冻干后－20 ℃保存。

（2）使用方法：以 2 mL 灭菌 PBS（pH7.2）溶解后分装，－70 ℃长期保存。

8.1.2　样品血清处理

（1）用微量可调移液器（1 000 μL）吸取 1 mL 待检样品加入 EP（1.5 mL）管，应避免黄色黏稠血液脂肪。

（2）10 000 r/min 离心 1 min，吸取上清至新的 EP（1.5 mL），保存备用。

（3）在 25 μL 血清中加入 50 μL 新配制的 0.016 mol/L 过碘酸钾（浓度是 0.38 g/100 mL PBS，根据样品数量来确定配制用量，使用水浴锅 70 ℃加热至溶解无颗粒，每加热一段时间摇一下，溶解后冷却至室温再用，现用现配），置室温（22±2）℃作用 15 min。

（4）再加 25 μL 3%甘油中和过剩的过碘酸溶液，室温（22±2）℃作用 15 min。

（5）56 ℃水浴中灭活 30 min。

8.2　红细胞处理（要求整个操作过程要轻拿轻放）

（1）以含阿氏液（阿氏液∶鸡血＝1∶1）的注射器无菌采集健康鸡

血，1 200 r/min 离心 5 min，弃上清。

（2）加入等量的 PBS 洗涤，缓慢充分混匀，1 200 r/min 离心 5 min，弃上清，重复洗涤三次。最后一次洗涤后，1 200 r/min 离心 10 min。

（3）用微量可调移液器（200 μL）吸取 1 mL 洗涤好的红细胞加入到装有 100 mL PBS 的蓝盖瓶，将红细胞稀释至 1% 的浓度，根据待检样品数量按比例进行调整红细胞的用量。

8.3　4 单位抗原制备

（1）在血凝板第一排加入中加入 50 μL PBS。

（2）在第 1 孔中加入 50 μL 病毒抗原，反复吹吸 3 次，吸出 50 μL，加入第 2 孔，以此类推逐级稀释，一直到第 11 个孔，弃掉 50 μL，留最后 1 个孔做空白对照。

（3）在每孔加 50 μL 1% 鸡红细胞悬液，室温静置 30 min。HA 滴度为 50% 红细胞出现凝集的最高稀释倍数（可将板倾斜至 70°，非凝集的红细胞向下"流淌"，似泪流状）。

（4）将抗原稀释成 4 个血凝单位，即只有前两个孔出现凝集（稀释倍数为滴度除以 4），4 ℃ 保存以备用，不要超过 3 d。

8.4　HI 试验

（1）加 25 μLPBS 于血凝板各孔中。

（2）将 25 μL 处理好的阳性血清、待检样品分别加入第一排 12 个孔中，反复吹吸 3 次，吸出 25 μL，加入第二孔，以此类推逐级稀释，一直到第 11 个孔，弃掉 25 μL，留最后 1 个孔做空白对照。

（3）在每孔加 25 μL 刚稀释好的 4 单位抗原，室温作用 30 min。

（4）在每孔加 50 μL 0.8% 鸡红细胞悬液，室温作用 30 min。

（5）将血凝板倾斜 70° 判读结果，无凝集反应记录为阳性，结果记录在 HA/HI/记录表中（阳性对血清参考 HI 滴度为实验室制备）。

附件 1　阿氏液配制

25 g 葡萄糖

8.5 g 柠檬酸钠

4.5 g NaCl

0.55 g 柠檬酸

加去离子水 1 000 mL，用 1 mol/L NaOH 或 1 mol/L HCl 调整 pH 至 6.1，用 0.22 μm 的细菌滤器过滤。

附件 2　磷酸盐缓冲液（PBS）配制，0.01 mol/L，pH7.4

用 800 mL 蒸馏水溶解 8 g NaCl，0.2 g KCl，1.44 g Na_2HPO_4 和 0.24 g KH_2PO_4。用 HCl 调节溶液的 pH 至 7.4，加水至 1 L。分装在 1.05 kg/cm^2 高压蒸汽灭菌 20 min，或通过过滤除菌，保存于室温。

附录三　马流感病毒双重 RT‐PCR 检测方法

1　适用范围

本标准规定了马流感病毒通用双重 RT‐PCR 检测的操作方法。

本标准适用于活马及其产品中马流感病毒的检测。

2　程序内容

2.1　材料与试剂

2.1.1　仪器与器材

PCR 检测仪、高速台式冷冻离心机（离心速度 12 000 r/min 以上）、台式离心机（离心速度 3 000 r/min）、混匀器、冰箱（2~8 ℃和−20 ℃两种）、微量可调移液器（10、100、1 000 μL）及配套带滤芯吸头、Eppendorf管（1.5 mL）。

2.1.2　试剂

除特别说明以外，本标准所用试剂均为分析纯，PBS：（121±2）℃，15 min高压灭菌冷却后，无菌条件下加入青霉素、链霉素各 10 000 U/mL；75%乙醇：用新开启的无水乙醇和 DEPC 水配制；病毒 DNA 提取试剂盒。

2.2　抽样

2.2.1　采样工具

下列采样工具必须经（121±2）℃，15 min 高压灭菌并烘干：棉拭子、剪刀、镊子、注射器、1.5 mL Eppendorf 管、研钵。

2.2.2　样品采集

2.2.2.1　活马

取鼻拭子，采集方法如下：取鼻拭子时将拭子深入鼻孔取鼻腔分泌液；

将拭子放入盛有 1.0 mL PBS 的 1.5 mL Eppendorf 管中，加盖、编号。

2.2.2.2　肌肉或组织脏器

待检样品装入一次性塑料袋或其他灭菌容器，编号，送实验室。

2.2.2.3　血清、血浆

用无菌注射器直接吸取至无菌 Eppendorf 管中，编号备用。

2.2.3　样品贮运

样品采集后，放入密闭的塑料袋内（一个采样点的样品，放一个塑料袋），于保温箱中加冰、密封，送实验室。

2.3　样品制备

2.3.1　鼻拭子

样品在混合器上充分混合后，用高压灭菌镊子将拭子中的液体挤出，室温放置 30 min，取上清液转入无菌的 1.5 mL Eppendorf 管中，编号备用。

2.3.2　肌肉或组织脏器

取待检样品 2.0 g 于洁净、灭菌并烘干的研钵中充分研磨，加 10 mL PBS 混匀，4 ℃，3 000 r/min 离心 15 min，取上清液转入无菌的 1.5 mL Eppendorf 管中，编号备用。

2.4　样本存放

制备的样本在 2～8 ℃条件下保存应不超过 24 h，若需长期保存应置 −70 ℃以下，但应避免反复冻融（冻融不超过 3 次）。

2.5　操作方法

2.5.1　样本的处理

在样本制备区进行。

2.5.1.1　取 n 个灭菌的 1.5 mL Eppendorf 管，其中 n 为被检样品、阳性对照与阴性对照的编号。

2.5.1.2　每管加入 500 μL Trizol 试剂（Invitrogen 产品），分别加入被检样本、阴性对照、阳性对照各 250 μL，一份样本换用一个吸头，混匀后静置 5 min，加入 400 μL 氯仿，振荡混匀 1 min，于 4 ℃以 12 000 r/min 离心 15 min，取上清加入等体积异丙醇，颠倒混匀，4 ℃放置 15 min，于 4 ℃以 12 000 r/min 离心 15 min，弃上清，用 700 mL/L 乙醇洗沉淀，于 4 ℃以 12 000 r/min 离心 5 min，用 20 μL DEPC 水重悬沉淀。

2.5.1.3　在 20 μL 的反转录体系中加入 2.5.1.2 制备的样品 8 μL，加入 A 型流感病毒通用引物 Unit‑12（20 pmol/μL）1 μL，反转录缓冲液 5×Buffer 4 μL，2.5 mmol/L dNTP 2 μL，20 U/μL Rnasin 0.5 μL，70 ℃水浴 5 min，后迅速冰浴 5 min，快速加入 200 U/μL M‑MLV 0.5 μL，37 ℃水浴 1 h，再放于 70 ℃水浴 10 min 灭活反转录酶，立即置冰上冷却，随后进行 PCR 反应。

2.5.2　PCR 检测

2.5.2.1　扩增试剂准备

在反应混合物配制区进行。

无酶水、dNTP、引物、Taq 酶、Taq 酶 Buffer 在室温下融化，设所需 PCR 检测总数为 n，其中 n 为被检样品、阳性对照与阴性对照的和，每个样品测试反应体系配制见表 1。

表 1　每个样品测试反应体系配制

试　剂	用　量
20pmol/L Primer MF、MR	各 0.5 μL
Taq 酶	0.2 μL
Taq 酶 Buffer	2.5 μL
2.5 mmol/L dNTPs	2 μL
加无酶水补足 24 μL	

根据测试样品的数量计算好各试剂的使用量，加入到适当体积中，充分混合均匀，向每个 PCR 管中各分装 24 μL，转移至样本处理区。

2.5.2.2　加样

在样本处理区进行。

在各 PCR 管中分别加入 2.5.1.3 制备的 cDNA 溶液各 1 μL，盖紧管盖，500 r/min 离心 30 s。

2.5.2.3　PCR 检测

在检测区进行。

将本标准离心后的 PCR 管放入 PCR 检测仪内，记录样本摆放顺序。

循环条件设置：

第一阶段，预变性 95 ℃/5 min。

第二阶段，94 ℃/30 s，52 ℃/30 s，72 ℃/30 s，30 个循环。

第三阶段，72 ℃终延伸 10 min。

PCR 产物于 10 g/L 琼脂糖凝胶上进行电泳鉴定。

2.6　结果判定

若凝胶孔中出现 227 bp 的条带，则样品中含有马流感病毒。

马流感防控应急预案

一、总则

（一）我国将马流行性感冒列为三类动物疫病，该病对养马业影响巨大，并且具有公共卫生意义。为及时、有效地预防、控制和扑灭马流行性感冒疫情，确保畜牧业健康发展，维护社会安定，依据《中华人民共和国动物防疫法》《重大动物疫情应急条例》以及《国家突发重大动物疫情应急预案》，制定本预案。

（二）马流行性感冒应急与防治工作应当坚持加强领导、密切配合，依靠科学、依法防治，群防群控、果断处置的方针，及时发现、快速反应、严格处理、减少损失。

（三）发生疫情或存在疫情发生风险时，各地兽医行政部门应及时报请同级人民政府，实行政府统一领导、部门分工负责，建立责任制，做好马流行性感冒监测、调查、预防、控制、扑灭等应急工作。

二、疫情监测与报告

（一）各级动物疫病预防控制机构要加强马流行性感冒疫情监测工作。与周边国家接壤的省份要密切监视边境地区马属动物马流行性感冒疫情动态。林业等有关部门发现野马异常死亡，要立即通知兽医部门采样检测。

（二）任何单位和个人发现以发热、咳嗽、鼻孔有浆液性-黏液脓性分泌物为特征，发病率高、病死率低的马流行性感冒疫情时，应立即向当地动物疫病预防控制机构报告。

（三）县级动物疫病预防控制机构接到报告后，应立即赶赴现场诊断，认定为疑似马流行性感冒疫情的，应在 2 h 内将疫情逐级报省级动物疫病预防控制机构，并同时报所在地人民政府兽医行政管理部门。

（四）省级动物疫病预防控制机构接到报告后 1 h 内，向省级兽医行政管理部门和中国动物疫病预防控制中心报告。

（五）省级兽医行政管理部门应当在接到报告后 1 h 内报省级人民政府和国务院兽医行政管理部门。

省级人民政府和国务院兽医行政管理部门应当在 4 h 内向国务院报告。

三、疫情确认

（一）动物疫病预防控制机构接到疫情报告后，立即派出 2 名以上具备资格的防疫人员到现场进行临床诊断，根据临床症状及流行病学特点等，提出初步诊断意见。

（二）初步判定为疑似马流感疫情的，必须指派专人按规范采集病料，送中国农业科学院哈尔滨兽医研究所或农业部指定的实验室，进行最终确诊。

（三）国务院兽医行政管理部门根据确诊结果，确认马流行性感冒疫情。

四、应急处置

（一）疑似疫情的应急处置

1. 对发病场（户）实施隔离、监控，禁止家畜、畜产品、饲料及有关物品移动，并对其内、外环境进行严格消毒。

必要时，采取封锁、扑杀等措施。

2. 疫情溯源。对疫情发生前 30 d 内，所有引入疫点的易感动物、相关产品来源及运输工具进行追溯性调查，分析疫情来源。必要时，对原产地马群或接触马群（风险马群）进行隔离观察，对马乳和马制品进行消毒处理。

3. 疫情跟踪。对疫情发生前 7 d 内以及采取隔离措施前，从疫点输出的易感动物、相关产品、运输车辆及密切接触人员的去向进行跟踪调查，分析疫情扩散风险。必要时，对风险马群进行隔离观察，对马乳和乳制品进行消毒处理。

（二）确诊疫情的应急处置

按照"早、快、严"的原则，严格封锁、彻底消毒、防止扩散。

必要时，采取扑杀措施。

1. 划定疫点、疫区和受威胁区

疫点：相对独立的农牧（户）或养殖场（户），以病畜所在的场（户）为疫点；放牧畜以病畜放牧场为疫点；散养畜以病畜所在的自然村为疫点；家畜在运输过程中发生疫情的，以运载病畜的车、船、飞机等为疫点；在市场发生疫情的，以病死畜所在市场为疫点；在屠宰加工过程中发生疫情的，以屠宰加工厂（场）为疫点。

疫区：由疫点边缘向外延伸 3 km 范围的区域划定为疫区。

受威胁区：由疫区边缘向外延伸 5～30 km 的区域划定为受威胁区。

划定疫区、受威胁区时，应根据当地天然屏障（如河流、山脉等）、人工屏障（道路、围栏等）、野生动物栖息地存在情况以及疫情溯源及跟踪调查结果，适当调整范围。

2. 封锁

疫情发生所在地县级以上兽医行政管理部门报请同级人民政府对疫区实行封锁，跨行政区域发生疫情的，由共同上级兽医行政管理部门报请同级人民政府对疫区发布封锁令。

3. 疫点内应采取的措施

（1）严格隔离疫点内的病马至少 30 d，并对症治疗。

（2）对疫点内的假定健康马加强饲养管理，必要时进行紧急免疫。

（3）对排泄物、被污染或可能污染饲料和垫料、污水等按规定进行无害化处理。

（4）对被污染的物品、交通工具、用具、马厩、场地进行严格彻底消毒。

（5）出入人员、车辆和相关设施要进行消毒。

（6）禁止马属动物出入。

（7）必要时，扑杀疫点内的所有发病马属动物，并对所有病死马、被扑杀马及其产品按国家规定标准进行无害化处理。

4. 疫区内应采取的措施

（1）在疫区周围设立警示标志，在出入疫区的交通路口设置动物检疫消毒站，对出入的人员和车辆进行消毒；必要时，经省级人民政府批准，可设立临时监督检查站，执行监督检查任务。动物检疫消毒站和临时监督检查站应按照国家有关规定规范设置。

（2）隔离疫区内马属动物，加强饲养管理。

（3）禁止马属动物出入。

（4）关闭马属动物交易市场和屠宰场，停止使役、赛马等活动。

（5）对易感动物进行疫情监测，并对马厩、用具及场地消毒。

（6）必要时，对马属动物进行免疫。

5. 受威胁区应采取的措施

（1）加强检疫监管，禁止活马调入、调出，马属动物产品调运必须进行严格检疫。

（2）加强对马属动物饲养场、屠宰场、交易市场的监测，及时掌握疫情动态。

（3）关闭疫区 13 km 内所有马属动物及其产品交易市场。

（4）必要时，对马属动物进行免疫，建立免疫隔离带。

6. 野生动物控制

加强疫区、受威胁区及周边地区野生易感动物分布状况调查和发病情况监测，并采取措施，避免野马与人工饲养的马群接触。当地兽医行政管理部门与林业部门应定期通报有关情况。

7. 解除封锁

疫点内最后一匹病马康复或扑杀，并按规定进行消毒和无害化处理后至少 30 d，疫区、受威胁区经监测没有新发病例时，经当地动物疫病预防控制机构审验合格，由兽医行政管理部门向原发布封锁令的人民政府申请解除封锁，由该人民政府发布解除封锁令。

8. 处理记录

各级人民政府兽医行政管理部门必须完整详细地记录疫情应急处理过程。

9. 非疫区应采取的措施

（1）加强检疫监管，禁止从疫区调入活马及其产品。

（2）做好疫情防控知识宣传，提高养殖户防控意识。

（3）加强疫情监测，及时掌握疫情发生风险，做好防疫的各项工作，防止疫情发生。

五、保障措施

（一）物资保障

各地要建立健全动物防疫物资储备制度，做好消毒用品、封锁设施设备、疫苗、诊断试剂等防疫物资储备。

（二）资金保障

马流行性感冒应急所需隔离、免疫、扑杀、无害化处理、环境消毒等防控经费要纳入各级财政预算。扑杀病马由国家给予适当补贴，强制免疫费用由国家负担，所需资金由中央和地方财政按规定的比例分担。

（三）技术保障

国家设立马流行性感冒参考实验室，协调有关技术单位尽快研制和生产诊断试剂、疫苗等防疫物资，并对各地有关人员开展技术培训。

国家有关专业实验室和地方各级兽医诊断实验室逐步提高诊断监测技术能力。

（四）人员保障

1. 国家和省级分别设立马流行性感冒防控专家组，负责疫情现场诊断、流行病学调查工作，提出应急控制技术方案建议。

2. 各地应组建应急预备队，按照本级指挥部的要求，具体实施疫情处置工作。

3. 各地重大动物疫病应急指挥机构应协调边防、林业、质检、工商、交通、公安、武警等单位依照本预案及国家有关规定，共同做好马流行性感冒防治工作。

马流感防治技术规范

马流行性感冒（equine influenza）是由马流行性感冒病毒引起马属动物的一种急性、高度接触性呼吸道传染病。临床以发热、咳嗽、鼻流浆液性或脓性分泌物为特征。迄今，马流感病毒只发现 H3N8 和 H7N7 两个亚型。世界动物卫生组织（OIE）将其列为法定报告动物疫病，我国将其列为三类动物疫病。

为预防、控制和扑灭马流行性感冒，依据《中华人民共和国动物防疫法》《重大动物疫情应急条例》《国家突发重大动物疫情应急预案》及有关法律法规制定本规范。

1 适用范围

本规范规定了马流行性感冒的诊断、疫情报告、疫情处置、疫情监测、预防控制及检疫监督等。

本规范适用于中华人民共和国领域内一切与马流行性感冒防治活动有关的单位和个人。

2 诊断

2.1 流行病学特点

自然条件下，马属动物易感，无年龄、性别差异，主要通过直接接触或飞沫经呼吸道感染，亦可通过污染的饮水、饲料等经消化道感染。本病发病急、传播速度快，发病率可达 100%，病死率一般不超过 1%。本病一年四季均可发生，但以秋末和春初发生较多。

2.2 临床症状

本病潜伏期为 5 d。发病突然，体温高达 39.5～41 ℃。咳嗽是本病最主要的症状，初为剧烈干咳，逐渐变成湿咳，持续1～3周。鼻孔流浆液性、黏脓性分泌物。有些病马羞明流泪、眼睑肿胀，伴有黏脓性分泌物。本病常取良性经过，如无并发症1周后恢复正常。

2.3　病理变化

病马主要表现下颌、颈部及肺门淋巴结肿大，鼻、喉、气管及支气管黏膜均有卡他性炎症。

重症病例出现肺充血、出血、水肿，甚至肺炎、肺气肿、胸膜炎的变化；肠道有卡他性甚至出血性炎症；胸腔、心包积液，心肌变性；肝、肾肿大。

2.4　实验室诊断

2.4.1　样品采集

病料应在疾病急性期或出现临床症状的最早期采集，用棉拭子醮取鼻道深部或咽部的黏液。

2.4.2　病原检测

马流感病原分离鉴定阳性（附录一）。

2.4.3　抗体检测

马流感血凝抑制试验阳性（HI）（附录二）。

2.5　结果判定

2.5.1　疑似病例

符合结果2.1、2.2和2.3，判定为疑似病例。

2.5.2　确诊病例

符合2.5.1，且符合2.4.1或2.4.2，判定为确诊病例。

3　疫情报告

3.1　任何单位和个人发现马属动物发生2.2情形的，应立即向当地兽医行政主管部门或动物疫病预防控制机构或动物防疫监督机构报告。

3.2　当地动物疫病预防控制机构接到报告后，应立即派员赴现场进行调查、核实，并采集样品。符合2.5.1规定的，确认为疑似疫情。

3.3　确认为疑似疫情的，应在2 h内将情况逐级上报至省级动物疫病预防控制机构和同级兽医行政主管部门，并立即将样品送省级动物疫病预防控制机构进行实验室诊断。

3.4　省级动物疫病预防控制机构确诊后，应立即上报国家动物疫病预防控制机构和同级兽医行政主管部门，并将相关样品送农业部指定实验室。

3.5　国务院兽医行政主管部门根据确诊结果，认定马流感疫情。

4　疫情处置

4.1　疑似疫情的处置

对发病场（户）实施隔离、监控，限制动物及其产品和有关物品移动，并对其内、外环境进行严格消毒。

4.2　确诊疫情的处置

4.2.1　划定疫点、疫区和受威胁区

由所在地县级以上兽医行政主管部门划定疫点、疫区、受威胁区。

疫点：为发病的马属动物所在地点。农牧户或养殖场（户），以病畜所在相对独立的场（户）为疫点；在竞技比赛过程中发生疫情的，以赛场为疫点；在运输过程中生疫情的，以运载工具为疫点；在市场发生疫情的，以市场为疫点；在屠宰加工过程中发现疫情的，以屠宰加工厂（场）为疫点。

疫区：由疫点边缘向外延伸 8 km 的区域。

受威胁区：由疫区边缘向外延伸 5～10 km 的区域。

划定疫区、受威胁区时，应根据疫情的流行病学调查、疫点周边的饲养环境、天然屏障（如河流、山脉等）等因素综合评估后划定。

4.2.2　疫点应采取的措施

4.2.2.1　隔离患病动物至少 30 d，并实施对症治疗。

4.2.2.2　加强假定健康动物饲养防疫管理。

4.2.2.3　对排泄物、被污染或可能被污染的饲料、垫料、污水等进行无害化处理。

4.2.2.4　对被污染的物品、交通工具、用具、马厩、场地和相关设施进行彻底消毒。

4.2.2.5　禁止马属动物出入。

4.2.2.6　必要时，扑杀疫点内的所有患病马属动物。

4.2.3　疫区应采取的措施

4.2.3.1　封锁疫区。疫情发生地所在地县级以上兽医行政主管部门报请同级人民政府对疫区实行封锁。在疫区周围设立警示标志；在出入疫区的交通路口设置动物检疫消毒站，对出入的人员和车辆进行消毒；必要时，经省级人民政府批准，可设立临时监督检查站，执行监督检查任务。

跨行政区域发生疫情的，由共同上级兽医行政主管部门报请同级人民政府对疫区发布封锁令，对疫区进行封锁。

4.2.3.2　加强检疫监督，禁止马属动物及其产品进出疫区。

4.2.3.3　关闭马属动物交易市场和屠宰场，停止赛马等活动。

4.2.3.4　加强疫情监测。必要时，对马属动物进行紧急免疫。

4.2.4　受威胁区应采取的措施

采取有效措施防止蜱与马属动物接触，消除传染媒介，加强蜱的消杀工作。加强疫情监测，掌握疫情动态。加强检疫监督。必要时，对马属动物进行免疫。

4.2.5　流行病学调查、疫源分析与追踪调查

开展马流行性感冒流行病学调查和监测，对疫情发生前 5 d 内进出疫点的马属动物、相关产品、运输车辆及密切接触人员进行调查，对疫情进行溯源和扩散风险分析。

4.2.6　解除封锁

4.2.6.1　解除封锁的条件

按上述要求处理完毕 7 d 以上，监测未出现新的传染源；在当地动物卫生监督机构的监督指导下，对相关场所和物品实施终末消毒。

4.2.6.2　解除封锁的程序

经上一级动物卫生监督机构审验合格，由当地兽医行政主管部门向

原发布封锁令的人民政府申请发布解除封锁，取消所采取的疫情处置措施。

4.2.6.3   控制和扑灭标准

最后一例患病马属动物治愈后 12 个月，确认没有新发病例，且病原监测为阴性。

4.2.7   对处理疫情的全过程必须做好完整翔实的记录（包括文字、图片和影像等），并归档。

4.2.8   非疫区应采取的措施

4.2.8.1   加强检疫监管，禁止从疫区调入马属动物及其产品。

4.2.8.2   做好疫情防控知识宣传，提高养殖户防控意识。

4.2.8.3   加强疫情监测，及时掌握疫情发生风险，做好防疫的各项工作。

5   疫情监测

5.1   监测主体

县级以上动物疫病预防控制机构。

5.2   监测方法

流行病学调查、临床观察和实验室检测。

5.3   监测分工

各级地方动物疫病预防控制机构负责临床观察、抗体检测、病原检测和流行病学调查；农业部指定实验室参与流行病学调查，负责病毒分离鉴定。

5.4   监测对象

以马为主，必要时对驴等其他马属动物进行监测。

5.5   监测范围

5.5.1   养殖场（户），交易市场、屠宰场、跨省境调运的马属动物。

5.5.2   对隔离场、边境地区和近期发生过疫情及疫情频发等高风险区域的马属动物进行重点检测。

5.6   监测预警

各级动物疫病预防控制机构和农业部指定实验室对监测结果及相关

信息进行风险分析，做好预警预报。

5.7　监测结果报告

按照《动物疫情报告管理办法》有关规定，将监测结果逐级汇总上报至国务院兽医行政主管部门和国家动物疫病预防控制机构。

6　预防控制

6.1　饲养管理与环境控制

6.1.1　饲养、生产、经营等场所必须符合《动物防疫条件审核管理办法》规定的动物防疫条件，并加强马属动物调运检疫管理。

6.1.2　家养马属动物应避免与野马接触。

6.1.3　饲养场（户）、屠宰厂（场）、交易市场要建立严格的卫生消毒制度。

6.1.4　与有疫情国家相邻的边境区域，应当加强对马属动物的管理；禁止过境放牧、过境寄养，以及马属动物及其产品的互市交易。

6.2　治疗

6.2.1　停止使役，注意护理，保持舍内清洁、温暖、安静，常可不药而愈。

6.2.2　早期选用银翘解毒散加减（加板蓝根、大青叶）；中期用银翘散加石膏清热，加二冬清肺，加半夏化痰；后期用小柴胡汤加清热滋阴药物，可减轻病症。

6.2.3　如有并发症，应进行对症治疗。

6.3　免疫

必要时，可以采取免疫措施。

7　检疫监督

7.1　产地检疫

马属动物在离开饲养地之前，养殖场（户）必须向当地动物防疫监督机构报检。动物防疫监督机构接到报检后必须及时派员到场（户）实施检疫。检疫合格后，出具合格证明；对运载工具进行消毒，出具消毒证明，对检疫不合格的按照有关规定处理。

种马调运时需在到达后隔离饲养 5 d 以上，由当地动物卫生监督机构检疫合格后方可投入使用。

7.2　屠宰检疫

动物防疫监督机构的检疫人员对马属动物进行验证查物，合格后方可入厂（场）屠宰。产品经检疫合格并加盖（封）检疫标志后方可出厂（场），不合格的按有关规定处理。

7.3　监督管理

7.3.1　动物防疫监督机构应加强流通环节的监督检查，防止疫情扩散。

7.3.2　饲养、生产、经营马属动物及其产品的场所，必须符合动物防疫条件，取得动物防疫合格证。

分级场所或地区的定义

感染场所（infected premises，IP）

指一个特定的场所，它可能全部或部分的感染了马流感病毒或者曾经出现过或以后有可能出现马流感病毒。受感染场所在被告知后需要进行检疫和采取防控措施来达到扑灭的目的。

存在危险的接触场所（dangerous contact premises，DCP）

指近期从在宣告感染 10 d 内的感染场所（IP）和可能受到感染、污染的场所引入了动物、动物产品、废弃物及其他物品的场所；或者与受感染场所有过大量接触的人、运输工具、器具等在 3 d 内进入过的区域。

可疑场所（suspect premises，SP）

指的是该场所内的动物之前可能接触过马流感病毒，这些动物在被扑杀之前经授权在该场所进行检疫和检测；或者是其内的有些动物不能确定是否之前接触过马流感病毒，但表现出一定的临床症状需要再进行鉴别诊断。

可疑场所一般来说是一个暂时的，因为可疑场所里面的动物只是被怀疑患病。该场所需要进一步明确其性质，可能会经过适当的检疫被确认为感染场所，也可能在检疫之后发现没有病原体的存在而不再需要采取防控措施。

限制性区域（restricted area，RA）

限制性区域是在感染场所、存在危险的接触场所和经过严格检控的可疑场所周围的较控制区域相对小一些的区域。在这个区域以内的活动应被知道，区域以内也只有在被准许的情况下才可以进行。一个控制区域可能里面包含多个限制性区域。

限制性区域并非必须是圆形的，它可以是不规则的图形，它的外围与最近的感染场所、危险接触场所和可疑场所之间有适当的距离。这个距离会随着病原的潜在来源的性质和范围呈现一定的变化，但通常是在感染场所 10 km 范围内，这个距离的确定取决于场所的密度。如果感染场所是一个孤立场所的话，那么限制性区域的边界就在感染场所的外围。这个范围是一个易感动物、马活动区域、高风险企业密集的区域，它构成了正常活动的天然屏障。

控制区域 （control area, CA）

控制区域是围绕在限制性区域周围的更大的区域，可能划定为一个州或者一块土地，在该区域内采取的限制性措施可以降低自限制性区域传入疾病的风险。控制区域的界限可能会因疾病暴发的增加而进行调整，但是仍严格遵循《OIE 陆生动物法典》的检测和分区规定执行。总之检测和活动限制会相对没那么严格，动物和动物产品可以从允许的地区引入。

控制区域的划定有助于防止病原从限制性区域传入。它是一个介于限制性区域和其他工业的地方。其界限并不一定是圆的，或者和限制性区域平行的，而是在限制性区域周围至少 10 km 的范围内。总之，在控制区域内受污染的物品和材料的移动是可以的，但是在控制区域以外如果没有检疫部门的许可一切活动是禁止的。在控制区域内允许合理的商业活动。